THROMBOSE

DE

LA VEINE CENTRALE DE LA RÉTINE

PAR

Le Dr Georges CLERMONT

ANCIEN INTERNE DES HOPITAUX DE PARIS
ET DU SERVICE D'OPHTALMOLOGIE DE L'HOPITAL LARIBOISIÈRE

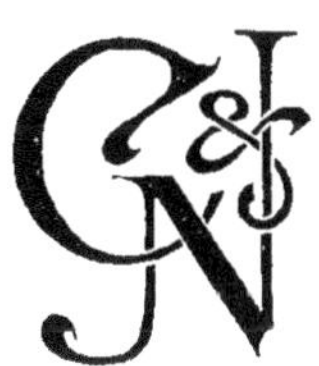

PARIS

GEORGES CARRÉ ET C. NAUD, ÉDITEURS

3, RUE RACINE, 3

1900

THROMBOSE

DE

LA VEINE CENTRALE DE LA RÉTINE

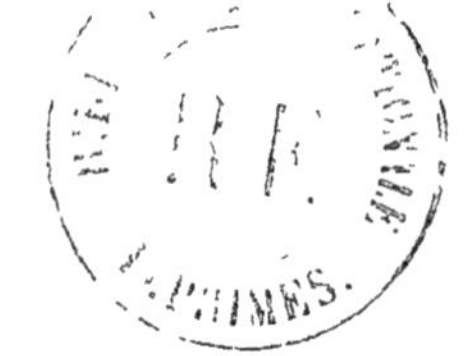

PAR

Le Dr Georges CLERMONT

ANCIEN INTERNE DES HOPITAUX DE PARIS
ET DU SERVICE D'OPHTALMOLOGIE DE L'HOPITAL LARIBOISIÈRE

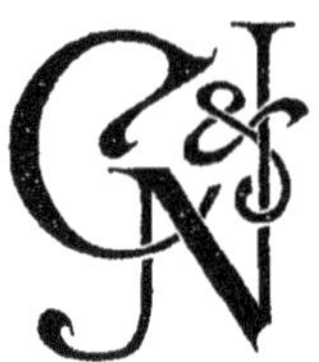

PARIS

GEORGES CARRÉ ET C. NAUD, ÉDITEURS

3, RUE RACINE, 3

1900

A MES CHERS PARENTS

Hommage respectueux et reconnaissant.

AVANT-PROPOS

Nous avons eu l'occasion d'examiner avec M. le Dr Rochon-Duvigneaud, assistant d'ophtalmologie à l'hôpital Lariboisière, ancien chef de clinique ophtalmologique de l'Hôtel-Dieu, un cas singulier et déconcertant pour le diagnostic. M. Rochon-Duvigneaux, après un minutieux examen, en fit une thrombose de la veine centrale de la rétine, et nous engagea à faire quelques recherches sur cette affection presque méconnue en France.

C'est de là que naquit ce travail et nous devons beaucoup à M. Rochon-Duvigneaud, dont l'érudition et le judicieux sens critique nous ont été du plus grand secours. Nous l'en remercions vivement.

Au moment de terminer notre scolarité médicale nous sommes heureux d'exprimer ici notre reconnaissance aux maîtres et aux amis qui nous ont accueillis et encouragés.

Nous eûmes l'avantage dès le début de nos études d'être l'externe de M. le Pr Cornil. C'est sous sa direction que nous avons abordé les difficultés de la clinique médicale dans son beau service de l'Hôtel-Dieu. Il n'a pas cessé depuis de nous donner les plus précieuses marques d'intérêt. Aujourd'hui encore il nous fait l'honneur de présider notre thèse. Nous sommes fiers de nous compter au nombre de ses élèves, et nous gardons pour lui la plus respectueuse reconnaissance.

Chez M. le Dr Troisier, à l'hôpital Lariboisière, nous avons passé une année des plus fructueuses, où ce maître affable nous a montré que la clinique était la plus solide base de l'art médical. Nous lui exprimons toute notre gratitude.

A l'hôpital des Enfants-Assistés nous eûmes la bonne fortune d'être l'externe de M. le Dr Kirmisson qui nous apprit cet art si spécial de chirurgie infantile, et, avec une bonté dont nous ne saurions trop le remercier, nous laissa profiter de sa rare érudition en même temps que de son impeccable sens clinique.

A l'hôpital Lariboisière c'est comme interne que nous passâmes dix-huit mois dans le service de M. le Dr Delens. Sous sa bienveillante direction nous avons pu approfondir l'étude des maladies oculaires. Nous conservons pour sa science et pour la droiture et l'élévation de ses idées la plus respectueuse sympathie.

Entre temps. M. le Dr Bonnaire voulut bien nous admettre dans sa magnifique Maternité de Lariboisière. C'est à son école que nous avons appris les délicates opérations de l'obstétrique, et que nous avons admiré les résultats que ce maître obtient tant par son souci de l'antisepsie que par une exceptionnelle habileté. Nous ne saurions trop le remercier de son bon accueil.

Notre seconde année d'internat, consacrée à l'étude de

la chirurgie générale dans le service de M. le Dr Blum, nous a laissé le plus excellent souvenir. Nous regrettons de n'avoir pu profiter aussi longtemps que nous l'aurions désiré de ses savantes leçons empreintes d'une si remarquable expérience pratique.

Nous avons passé notre troisième année d'internat chez M. le Dr Reynier. Des circonstances indépendantes de notre volonté nous ont contraint d'écourter notre séjour chez ce maître qui nous a laissé puiser à pleines mains dans les richesses exceptionnelles de son service de chirurgie générale. Nous emportons pour ce chirurgien émérite une sincère reconnaissance.

Notre excellent ami et collègue Caboche a bien voulu nous initier aux mystères de la laryngologie, rhinologie et otologie, et nous exercer aux minutieuses opérations que comportent ces maladies. Nous l'en remercions vivement et gardons le plus agréable souvenir des années passées en commun.

Nous remercions également nos autres maîtres dans les hôpitaux : M. le Pr Tillaux, MM. Gilles de la Tourette, Mathieu, Villemin, Guillemain et tout spécialement M. le Dr Mauclaire, qui a bien voulu nous laisser prendre sous sa direction la plus large initiative opératoire.

Nous ne saurions oublier M. le Dr R. Marmasse qui, lors de nos premiers pas d'étudiant, alors qu'il était lui-même interne à la Pitié, voulut bien avec une complaisance que l'on rencontre rarement, guider le timide bénévole. Il n'a cessé depuis d'être pour nous en même temps qu'un ami dévoué, le conseiller de tous les instants, et c'est à lui que nous devons d'avoir pu emporter le titre d'interne qui a tant servi à notre instruction. Nous sommes heureux de lui renouveler ici notre affectueuse reconnaissance.

DIVISION

Dans une *première partie* nous étudierons, au point de vue pathogénique et anatomo-pathologique, la thrombose veineuse en général, et nous insisterons sur la thrombose dans la chlorose.

La *seconde partie* de notre travail consistera en l'exposé des observations sur lesquelles nous avons basé notre étude. Nous trouvons préférable, contrairement à l'usage le plus répandu, de les placer ainsi, pour que le lecteur en prenne connaissance avant d'arriver à notre interprétation personnelle. Il pourra ainsi plus aisément, nous semble-t-il, apprécier la valeur de nos conclusions.

Nous développerons enfin dans la troisième partie l'histoire complète de la thrombose de la veine centrale, telle que l'étude de nos observations nous la fait concevoir.

PREMIÈRE PARTIE

THROMBOSE VEINEUSE EN GÉNÉRAL

ET CHLOROTIQUE EN PARTICULIER

Définition. — On donne le nom de thrombose veineuse à l'obstruction partielle ou totale d'une veine par une concrétion sanguine qui reste fixée au point où elle a pris naissance.

Étiologie. — La thrombose veineuse peut se rencontrer dans les circonstances suivantes :

a. Plaie ou contusion : ligature, compression par tumeur, exostose, cal, etc.

b. Phlébite par inflammation provenant d'un foyer infectieux voisin.

c. Phlébite par maladie générale infectieuse :

Infection puerpérale, pyémies, fièvre typhoïde, fièvres éruptives (variole surtout), *érysipèle*, pneumonie, grippe, dysenterie, choléra. On peut y ajouter la tuberculose, la syphilis et le rhumatisme articulaire aigu, puisqu'on admet assez généralement que ces deux dernières maladies sont infectieuses.

d. Maladies organiques du cœur.

Artério-sclérose et dégénérescence variqueuse des veines.

Peut-être s'étonnera-t-on de nous voir ranger l'artério-sclérose dans les causes des thromboses *veineuses*.

Nous laissons la parole à M. Huchard (1):

« L'artério-sclérose n'est pas seulement limitée au système artériel ; elle s'étend même jusqu'au système veineux tout entier. Les varices des veines font souvent partie intégrante de ce grand processus morbide ; elles peuvent le *précéder*, l'accompagner ou le suivre...

« Souvent dans les varices on ne trouve aucune cause de compression ; l'ectasie veineuse est la manifestation d'une maladie générale, s'installe lentement, se révèle par des douleurs non seulement dues aux névrites variqueuses, mais provoquées surtout par un état sub-inflammatoire de la veine (endophlébite et périphlébite).

« C'est une véritable *phlébo-sclérose*.

« Je généralise donc bien plus la question que Gull et Sutton, au point qu'on devrait dire plutôt : *angio-sclérose*. Son domaine s'étend sur tout le système circulatoire, le cœur, les artères grosses et petites, les veinules, enfin les capillaires.

« Il en résulte qu'on doit toujours chercher l'état du système veineux chez les artério-scléreux, d'autant plus que la sclérose des veines peut précéder de plusieurs années celles des artères ».

e. Maladies chroniques, profondément anémiantes,

---

(1) HUCHARD. Traité des maladies du cœur et des vaisseaux. Paris, 1893.

s'accompagnant d'une déchéance considérable de l'organisme. Les thromboses qui se développent spontanément dans leur cours portent le nom de *marastiques* ou de *cachectiques*.

On les voit surtout dans les affections cancéreuses (cancer de l'estomac, de l'utérus) ; chez les enfants athrepsiques ;

Au cours de la goutte, du diabète, du mal de Bright, de la leucémie, de l'anémie pernicieuse ; on les aurait observées mais rarement dans la dilatation d'estomac ;

Enfin dans la *chlorose*.

Dans cette dernière affection (qui nous intéresse particulièrement puisque nous avons observé une thrombose de la veine centrale de la rétine chez une chlorotique) les thromboses veineuses, qu'on croyait si rares, se sont singulièrement multipliées. Proby (1) dans sa thèse de 1889 relève une dizaine de cas antérieurs à son travail, il y ajoute vingt et une observations (6 thromboses des sinus de la dure-mère, 15 thromboses des membres).

Depuis, les travaux se sont multipliés sur ce sujet et nous citerons : Bourdillon (2), Dickinson (3), Guinon (4), Lœwenberg (5), Lemoine (6), etc.

La thrombose veineuse n'est donc pas une complica-

---

(1) Proby. La thrombose veineuse chez les chlorotiques. *Thèse*, Lyon, 1889.

(2) Bourdillon. Phlébite et chlorose. *Thèse*, Montpellier, 1892.

(3) Dickinson. Thrombose dans la chlorose. *Société clinique de Londres*, 10 janvier 1896.

(4) Guinon. Thrombose chez les chlorotiques. *Société méd. des hôp.*, 20 mars 1896.

(5) Lœwenberg. Chlorose et thrombose veineuse. *Thèse*, Königsberg, 1894.

(6) Lemoine. Infection et chlorose. *Congrès de Lyon*, 1894.

tion bien rare chez une chlorotique et véritablement il n'y a rien d'étonnant à rencontrer cette lésion dans une affection où le sang est aussi profondément atteint.

Historique et pathogénie. — Le tableau clinique de la phlegmatia alba dolens était connu depuis longtemps, mais ce n'est qu'en 1823 que *Davis* démontra la présence de coagulations intraveineuses dans les membres atteints de cette affection.

La thrombose est rattachée à la phlébite par *Bouillaud* et surtout *Cruveilhier* (1852) qui écrit : « Le sang chargé de principes irritants enflamme les parois veineuses et le premier phénomène de cette inflammation c'est la coagulation du sang. »

La phlébite est donc primitive et le caillot secondaire.

Vogel crut tout expliquer en créant les mots « hyperinose = augmentation de la fibrine ; et inopexie = altération qualitative de la fibrine ».

Virchow, dans une série de travaux (1846 à 1856), propose la théorie de la thrombose marastique.

Pour lui la thrombose est primitive, la phlébite secondaire.

Les conditions suffisantes et nécessaires de la thrombose sont les troubles mécaniques de la circulation et surtout la diminution de la tonicité cardio-vasculaire.

Les conditions accessoires et inconstantes sont les altérations du liquide sanguin.

Lancereaux, dans son traité d'anatomie pathologique, insiste encore sur les troubles mécaniques, et pose le principe suivant (dit loi de Lancereaux) :

« Les thromboses marastiques se produisent toujours

au niveau des points où le liquide sanguin a le plus de tendance à la stase, c'est-à-dire à la limite d'action des forces d'impulsion cardiaque et d'aspiration thoracique. »

La théorie de Virchow régna longtemps en maîtresse, mais bientôt des expériences bien conduites vinrent la battre en brèche.

Zahn (1875) constate expérimentalement que le thrombus se forme toujours au niveau des points du vaisseau qui ont été lésés, alors que rien ne l'indique macroscopiquement; mais l'on constate au microscope la lésion endothéliale.

Brücke puis *Glénard* (1875) et plus tard *Baumgarten* (1886) montrent qu'on peut conserver pendant des mois le sang liquide entre deux ligatures aseptiques.

Cornil et *Ranvier, Renaut, Conheim, Ponfick*, etc., montrent que l'endothélium est toujours altéré dès la formation du thrombus.

Enfin, cliniquement, à chaque instant on constate que les lois de Virchow et de Lancereaux sont en défaut.

Actuellement on est revenu entièrement aux idées de Cruveilhier rajeunies par les notions microbiennes. Une réaction s'est produite et l'on ne veut plus voir que la phlébite primitive.

Depuis la thèse de Widal qui fait époque, où le streptocoque a été directement retrouvé dans les parois veineuses chez les phlegmatia puerpérales, on a successivement trouvé le pneumocoque (Mya), le bacille de Koch (Cornil et Babès), etc. Vaquez dans sa thèse (1)

---

(1) Vaquez. *Thèse*, Paris, 1890. De la thrombose spontanée.

prouve que le plus grand nombre des thromboses dites cachectiques sont dues à un agent infectieux.

Au Congrès de Nancy (1), Vaquez dans son rapport débute ainsi : « La condition nécessaire et souvent suffisante de la thrombose intravasculaire réside dans l'altération du vaisseau en contact avec le sang. »

Et plus loin : « Le processus infectieux qui agit sur les parois des vaisseaux pour y produire des lésions localisées et durables, et sur le sang pour en modifier les propriétés est par ce fait et au plus haut degré générateur de coagulations sanguines intravasculaires. »

Il est bien certain que les micro-organismes, soit qu'ils viennent par le sang, soit qu'ils suivent la voie des vasa vasorum, sont, dans la grande majorité des cas, la cause des phlébites et partant des thromboses. Mais il ne faudrait pas vouloir généraliser cette donnée outre mesure.

Voilà par exemple les *thromboses dites par précipitation*. M. Hayem désigne sous ce nom les caillots qui se forment quand on injecte dans les vaisseaux certaines substances qui altèrent ou tuent instantanément les éléments du sang. On les observe dans les transfusions quand on emploie du sang provenant d'une autre espèce que celle de l'animal transfusé. On les rencontre dans les morsures des serpents venimeux et l'on connaît les intéressantes recherches que M. Phisalix poursuit actuellement sur ce sujet.

---

(1) *Congrès de Nancy*, août 1896. Rapports de MM. Mayet et Vaquez. *Bulletin médical*, p. 759.

De même dans les thromboses chez les *cancéreux*, la coagulation peut se produire par la seule présence des produits solubles du cancer, et M. Mayet (1) raconte que, faisant des injections de ces produits solubles, dans la veine auriculaire du lapin, il a souvent été arrêté par la brusque coagulation du sang dans le vaisseau.

Il semble également démontré que le *scorbut* peut produire des thromboses sans altération des parois.

Nous arrivons enfin aux thromboses chez les *chlorotiques*. On en a fait pendant longtemps le dernier refuge des thromboses marastiques, sans altération de la paroi. On ne pouvait, semble-t-il en effet, invoquer que la dyscrasie sanguine et la stase circulatoire.

Proby (2), intimement persuadé qu'une altération pariétale est condition *sine qua non* de thrombose, s'ingénie à la trouver dans la chlorose. Il fait remarquer que, pour trois raisons : abondance des hématoblastes singulièrement augmentés dans la chlorose, abaissement de densité du plasma (qui au lieu de 1,028 n'est plus que 1,025 dans la chlorose), troubles circulatoires, le sang des chlorotiques est en « imminence de coagulation ». Qui est-ce qui peut donc causer cette altération indispensable de la paroi ?

Proby hasarde sans s'y arrêter l'idée d'infection, et bien que Lemoine (Congrès de Lyon, 1895) ait voulu voir dans la chlorose une maladie infectieuse, son hypothèse n'a pas eu d'écho.

---

(1) *Congrès de Nancy*, 1896, cité.

(2) Proby. *Thèse*, Lyon, 1889, citée.

Proby donne une autre hypothèse intéressante. Il a remarqué plusieurs fois que ces thromboses se sont produites après un surmenage physique notable, et il pense que peut-être ce surmenage engendra-t-il des ptomaïnes qui peuvent ou coaguler directement le sang, ou altérer l'endothélium vasculaire. Il est certainement plus rationnel d'admettre que le sang chlorotique, si apte à la coagulation, peut, par l'adjonction d'une grande quantité de ces principes coagulants (qui agissent si nettement pour réaliser la rigidité musculaire par coagulation du plasma musculaire) donner lieu d'emblée à la formation d'un caillot, sans que la paroi soit lésée.

Nous ne faisons enfin que noter l'hypothèse ingénieuse de Spilmann et Etienne (1), de l'origine ovarique de la chlorose. La chlorose serait due à un trouble des fonctions ovariennes, dont l'action antitoxique ne pourrait s'exercer, laissant libre cours à l'adultération du sang par les produits de désassimilation (2).

---

(1) *Congrès de Nancy*, 1896.

(2) Cette hypothèse est fort bien exposée dans la thèse de Demange (Pathogénie de la chlorose), Nancy, 1898, où nous relevons les lignes suivantes :

Max Kahane (*Méd. mod.*, février 1898) dit voir dans la glande thyroïde le point de départ d'une intoxication aboutissant à certains symptômes de chlorose. Cette hypothèse a pour elles les fréquentes modifications du corps thyroïde chez les chlorotiques.

Blondel (*Soc. de thérap.*, avril 1897) : « La chlorose est une intoxication par des produits de désassimilation déversés dans l'économie pendant toute la croissance, produits que vient détruire l'action antitoxique de la sécrétion interne du thymus dans l'enfance, de l'ovaire ensuite. — Si la succession de ces deux actions antitoxiques ne s'effectue pas normalement, si le thymus disparaît trop tôt, ou surtout si l'ovaire ne développe sa sécrétion interne que trop tard,

Si nous acceptions cette hypothèse nous conclurions qu'il est possible que ces produits de désassimilation agissent sur le sang jusqu'à entraîner à un moment donné la thrombose, provoquée par une cause adjuvante même minime.

Pour résumer ce chapitre pathogénique nous dirons :

1° L'altération de la paroi veineuse est presque toujours indispensable pour la production d'une thrombose. — Cette altération peut se réaliser soit par l'infection, cause évidente de l'immense majorité des cas, soit en dehors de l'inflammation par des processus de dégénérescence graisseuses des endothéliums (Ponfick), dégénérescences qu'on peut rencontrer dans certaines cachexies.

2° Quelques cas (thrombose par précipitation, certains cas de cancer, scorbut, chlorose) semblent échapper à cette règle générale d'altération pariétale. — On admet alors que des substances exogènes, ou des produits de désassimilation, suffisent à produire la thrombose.

3° La vitesse du courant sanguin, les altérations

---

ou la fournit irrégulièrement, il se produit un interrègne physiologique. durant lequel l'intoxication par ces produits de désassimilation s'effectue sans entraves. C'est la chlorose. »

Spillmann et Étienne (*Congrès de Nancy*, 1896) : « On peut admettre que dans la chlorose il se produit un trouble des fonctions ovariennes. On voit cesser l'ovulation et secondairement le flux menstruel........ cesser enfin la sécrétion interne dont le produit ne jouera plus son rôle antitoxique sur les déchets de la nutrition. Comme conséquence, intoxication générale de l'organisme se manifestant par les signes cliniques de la chlorose. »

Demange appuie ces hypothèses par plusieurs observations d'améliorations dues au traitement ovarien.

biochimiques du plasma et des éléments figurés, la présence de produits solubles microbiens, sont impuissants dans la grande majorité des cas à produire la thrombose. Ce ne sont que des causes favorables, qui mettent le sang, suivant l'expression de Proby, « en imminence de coagulation. »

Formation et évolution de la thrombose. — Supposons donc constituée une altération endothéliale veineuse. — La thrombose, si la vitesse du courant sanguin est suffisante, peut fort bien ne pas se former, et en fait il y a toujours certains points d'élection. Tandis que pour Lancereaux la coagulation se ferait dans les régions où il y a stase, où l'influence aspiratrice de la respiration se fait le moins sentir; pour Renaut (de Lyon) le caillot se forme aux points d'activité maxima du courant sanguin veineux et *en particulier au confluent des veines de toute une région* (condition que nous trouvons réalisée parfaitement pour la veine centrale de la rétine). Ces points de vitesse maxima sont ceux où le frottement du sang contre l'endoveine est porté à son maximum.

La lésion pariétale constituée, une importance prépondérante revient à des granulations spéciales qui s'attachent à la paroi altérée et semblent précipiter la fibrine autour d'elles. — Ces granulations (globulines de Donné, rosettes de Ranvier, vésicules élémentaires de Zimmermann, *hématoblastes* de Hayem, plaquettes de Bizzozero) existent dans le sang, mais il est certain qu'elles augmentent considérablement de nombre dès que les premiers phénomènes de la coagulation se manifestent. Ces hématoblastes, contrairement à l'opinion de Hayem qui en fait les producteurs des globules rouges, dériveraient d'après Malassez, Lilienfeld, etc., des globules blancs (1). — Rappelons que pour Zahn et Pitres ce ne sont pas les hématoblastes de Hayem qui président à la formation du caillot à son début, mais bien les leucocytes, les hématoblastes ne jouant qu'un rôle adjuvant,

Quoi qu'il en soit, hématoblastes ou leucocytes adhèrent à la paroi altérée, et provoquent la précipitation de la fibrine.

Tout en donnant une part importante aux hématoblastes comme producteurs de la fibrine, il paraît bien admis qu'ils ne sont pas les seuls.

Avec Mayet (congrès de Nancy) nous voyons que « le fibrinogène principe albuminoïde qui par sa transformation moléculaire, probablement par son dédoublement fournit la fibrine, existe en permanence dans le sang. Il provient de la désintégration incessante des leucocytes vieillis ; au moment de la coagulation les hématoblastes en fournissent une quantité notable ainsi que les leucocytes qui se détruisent alors. »

Ce fibrinogène, comme depuis longtemps l'affirmaient Denis (de Commercy) et Schmidt (de Dorpat), se dédouble sous l'influence d'un ferment, fourni surtout par les globules blancs en destruction. — Le ferment de la fibrine existe d'ailleurs dans une multitude d'organes

(1) Voir *Congrès de Nancy*, 1896. Rapport de M. Vaquez.

et de tissus, et on détermine des coagulations en injectant des produits de macération de ces organes en solution alcaline (ainsi s'expliquent les thromboses par précipitation que nous avons signalées dans les cas de transfusion).

Les sels de chaux interviennent enfin en s'unissant probablement à l'un des produits de dédoublement du fibrinogène sous l'influence du ferment de la fibrine.

En somme, hématoblastes ou leucocytes adhèrent à la paroi, fournissent directement de la fibrine, provoquent la précipitation du fibrinogène contenu dans le sang, et dans ce réseau fibrineux s'arrêtent quelques globules rouges. — On s'explique ainsi la constitution du caillot formé d'un réseau de fibrine contenant à ses points nodaux des hématoblastes, qui, d'après Hayem, se seraient directement étirés en fibrine, et des leucocytes plus ou moins désintégrés. Ces caillots présentent trois aspects :

a) Caillots de *battage,* dans les cas où la circulation n'est pas interrompue. Caillots blancs ou peu colorés. Ils ont la constitution que nous avons indiquée ci-dessus ;

b) Caillots de *stase* quand le vaisseau est oblitéré antérieurement à la coagulation. — Caillots rouges ou rouge-noirâtres, principalement formés de globules rouges. — Le sang s'est pris en masse et les divers éléments figurés ont gardé leurs proportions respectives dans le sang circulant ;

c) Caillots *mixtes* formés au début par le mécanisme

des caillots de battage, peu à peu accrus et aboutissant à l'oblitération complète mais tardive.

Voyons maintenant l'évolution du caillot, laissant de côté l'embolie qui sort de notre sujet. Il peut, quand il est incomplet, disparaître totalement par émiettement, désagrégation insensible ; cette évolution est favorable, car ces petits fragments sont trop ténus pour causer des accidents emboliques. D'autres fois le centre du caillot se ramollit, et donne lieu à un liquide qu'on croyait purulent, mais que les examens de Virchow ont démontré formé d'éléments de désintégration granulo-graisseux. Parfois cependant dans les phlébites vraiment septiques il peut y avoir du pus véritable dans les vaisseaux, mais la thrombose n'est pas alors généralement oblitérante.

L'incrustation calcaire est très rare.

Le plus souvent la portion de la veine occupée par la thrombose se transforme peu à peu en un cordon fibreux. En ce cas :

L'endothélium prolifère et forme une double ou triple couche dans laquelle on aperçoit des figures de karyokinèse.

Les vasa vasorum de la tunique externe se dilatent et laissent transsuder des leucocytes qui s'accumulent à la périphérie du caillot, le pénètrent, absorbent les globules rouges du caillot et les emportent.

Des cellules fusiformes, ramifiées, d'origine endothéliale, envahissent le caillot qui se décolore, se fissure.

Les vasa vasorum allongés arrivent au contact du thrombus déjà transformé, et entrent en rapport intime avec les fissures du caillot, dont les parois sont faites de ces grandes cellules fusiformes, ramifiées, dont nous avons parlé. Bientôt le caillot est parcouru par des vaisseaux, nés de la réunion de ces cellules fusiformes, et communiquant avec les vasa vasorum.

En même temps les éléments conjonctifs prolifèrent abondamment, et peu à peu, ils étouffent les canalicules vasculaires et « vers le 40e ou 50e jour il ne reste plus que quelques fins vaisseaux au milieu d'une néoformation conjonctive qui soude l'une à l'autre les parois du vaisseau dans un tissu cicatriciel désormais immuable » (Vaquez, congrès de Nancy, 1896, cité).

Souvent la transformation fibreuse est incomplète et la circulation se fait partiellement par un canal sinueux central ou latéral. D'autres fois les végétations restent isolées, et par ces lacunes s'effectue la circulation : *dégénérescence en sinus*. Ailleurs les canalicules néoformés présentent des dilatations ampullaires qui s'ouvrent les unes dans les autres, et dans la lumière de la veine : *dégénérescence caverneuse*.

Rappelons enfin, d'après les recherches de Baumgarten, que si la paroi vasculaire ne suffit pas à faire les frais de cette néoformation, les tissus périvasculaires l'aident et bourgeonnent jusque dans la lumière du vaisseau.

Nous laisserons de côté les autres faits relatifs aux thromboses veineuses en général, car ils ne nous offrent aucun intérêt au point de vue particulier que nous envisageons. Nous avons seulement essayé de réunir les idées actuelles sur la pathogénie, l'anatomie pathologique et l'étiologie des thromboses veineuses, car ces notions nous ont paru utiles pour la compréhension et la discussion des cas de thrombose de la veine centrale de la rétine, que nous allons maintenant aborder.

DEUXIÈME PARTIE

OBSERVATIONS

Observation I (Michel)

Homme de 53 ans.

Antécédents. — En 1842, le malade a perdu l'œil droit à la suite d'un traumatisme.

En 1856 et en 1865 il eut plusieurs accès de fièvre intermittente.

En juillet 1875 il remarqua que sa jambe gauche était devenue lourde ; les mouvements en étaient difficiles. En même temps le bras gauche était faible, malhabile, et présentait une diminution marquée de la sensibilité, en même temps que du tremblement.

Cet état s'améliora sans guérir complètement.

Depuis 4 ou 5 ans palpitations et sentiment d'angoisse cardiaque.

Étact actuel. — Sclérose marquée des artères périphériques.

Emphysème.

Battements du cœur, normaux mais faibles.

Urines exemptes d'albumine.

État oculaire. — O. D. — Amaurose ; strabisme divergent.

O. G. — V = compte les doigts de 1 à 2 mètres.

Aucune diminution du champ visuel.

Réaction pupillaire conservée.

Tension oculaire normale des deux côtés.

Examen ophtalmoscopique. — O. D. — Luxation traumatique du cristallin et excavation atrophique secondaire du nerf optique.

O. G. — Trouble équatorial du cristallin sous forme de stries.

La papille et les portions avoisinantes sur une étendue double de la papille sont le siège d'un épanchement sanguin.

La place de la papille n'est reconnaissable qu'à une faible excavation physiologique, les limites de la papille sont absolument effacées, et elle se confond avec la rétine sans différence de niveau.

Sur la rétine, au milieu de cette tache sanguine, on suit les fibres nerveuses, ce qui donne à l'épanchement sanguin un caractère strié. Au niveau de la moitié interne de la papille on voit un épanchement sanguin circonscrit, de coloration très accentuée.

En dehors de la suffusion sanguine centrale qui diminue progressivement vers la périphérie, toute la rétine est constellée d'extravasats sanguins, de dimensions variables, allant du rouge sombre au rouge clair.

Sur la papille et au voisinage on ne voit pas la moindre ramification artérielle ou veineuse. Ce n'est qu'en dehors de la zone sanglante que l'on voit les artères faiblement remplies, tandis que les veines sont tantôt dilatées, tantôt rétrécies, de coloration noire foncée. Les ramifications veineuses elles-mêmes sont tortueuses, serpentines. La branche veineuse inférieure est particulièrement remarquable : elle présente une coloration sanguine très sombre, le sang est comme coagulé, et même, au niveau d'une bifurcation, le tronc veineux est presque complètement vide, si bien que la colonne sanguine est très faible, à peine distincte.

Sur la branche veineuse supéro-externe on trouve des modifications analogues, tandis que toutes les autres veines sont bien remplies.

Le reflet rétinien est plus accentué que normalement, surtout au niveau des points parsemés d'extravasats. Entre la papille et la macula on remarque un reflet gris blanchâtre très net surtout au niveau de la macula ; c'est vraisemblablement une zone d'infiltration arrondie, de diamètre un peu inférieur à celui de la papille, présentant sur sa moitié supérieure une tache sanguine allongée.

Cette infiltration grisâtre se retrouve en certains autres points sur les ramifications veineuses qui paraissent comme épaissies.

Le diagnostic, en face de cet état du fond de l'œil, fut : *Thrombose de la veine centrale, anémie artérielle, hémorragies secondaires, œdème secondaire, infiltration rétinienne.*

Les examens ultérieurs montrèrent tout d'abord une diminution de l'œdème, en même temps que diverses modifications des extravasats. Tandis que l'hémorragie diffuse du centre se transformait en taches de plus en plus circonscrites, les extravasats circonscrits s'étalaient, devenaient plus minces et comme fragmentés.

Puis survinrent de nouvelles hémorragies. C'est ainsi que le 24 mars non seulement on trouvait à la périphérie des hémorragies récentes, mais aussi sur la macula, tout autour de la suffusion sanguine précédemment décrite à ce niveau s'étaient formés une foule de petits extravasats. En même temps, l'infiltration était plus marquée et apparaissait sur d'autres points.

Le 25 mars une veine externe présentait de ses deux côtés une infiltration beaucoup plus étendue que la veille.

Le 26 mars les extravasats isolés maculaires s'étaient de nouveau confondus, et pour la première fois la veine inféro-interne devenait visible jusque dans la pupille.

Le 27 mars les veines commencent à se remplir. Les artères sont beaucoup plus minces qu'à l'état normal, de coloration rouge clair, alors que les veines sont d'un rouge très sombre.

La papille se dessine progressivement, bien que ses contours restent toujours vagues. *Elle ne présente toujours aucune différence de niveau.*

17 *avril.* — On remarque que, si l'infiltration de la macula et les extravasats ont diminué, la dilatation et l'allongement des veines, l'interruption de la colonne sanguine et la coloration foncée persistent.

L'acuité visuelle s'est améliorée. Les doigts sont comptés à 4-5 mètres.

5 *mai.* — Les hémorragies continuent à se résorber.

9 *mai.* — Le malade, qui avoue d'ailleurs s'être surmené physiquement, déclare qu'il voit plus mal.

Effectivement on constate la production de nouvelles hémorragies autour de la papille.

Le malade refuse un nouveau traitement.

Le 3 *juin* de l'année suivante on revoit le patient.

A la suite d'améliorations et d'aggravations alternatives l'acuité visuelle a presque entièrement disparu. Le malade perçoit tout au plus la lumière tout près de l'œil.

A l'ophtalmoscope, la papille et la rétine sont comme recouvertes d'un voile sur lequel on remarque des plis blanchâtres, irrégulièrement disposés dans tout le fond de l'œil. Sur ces plis se trouvent tantôt des hémorragies, tantôt des débris vasculaires très foncés.

L'état général est devenu très précaire. On constate de l'hydrothorax gauche, de l'anasarque, une sensible hypertrophie du ventricule droit.

Il n'y a pas d'albumine dans les urines.

La mort survient le 22 juillet.

Autopsie. — Hypertrophie excentrique du cœur.

Insuffisance mitrale.

Sclérose aortique et cérébrale.

Œdème du poumon droit.

Hydrothorax du côté gauche.

Pleurésie chronique déformante.

Foie graisseux. Anasarque.

Les sinus caverneux, la veine et l'artère ophtalmique ne sont pas altérés. La gaine du nerf optique gauche et un peu dilatée ; le nerf optique gauche est plus mince que le droit et l'un et l'autre sont plus petits que normalement.

On enlève la moitié postérieure des deux yeux pour l'examen microscopique.

Examen macroscopique de l'œil gauche. — Le nerf optique est rétréci dans son diamètre transverse, de coloration grisâtre ; ses espaces lymphatiques sont dilatés.

Le corps vitré est trouble et fortement adhérent à la rétine. La choroïde paraît normale ; en quelques points elle adhère fortement à la rétine par des sortes de cordons filiformes de coloration grisâtre et fortement pigmentés sur leurs bords. Ces tractus s'étendent jusqu'au voisinage de l'ora serrata et commencent à quelques millimètres du nerf optique.

Examen microscopique. — Des coupes en séries transversales faites du foramen opticum jusqu'au point d'entrée du nerf optique montrèrent *un thrombus complètement organisé à 6 millimètres du point d'entrée du nerf optique dans le globe oculaire et à 3-4 millimètres du point d'entrée de la veine dans le trajet orbitaire du nerf optique.*

Tandis que l'artère, à part une certaine dilatation de l'adventice, présente partout une lumière absolument libre *avec membrane interne intacte,* on trouve sur les points malades une occlusion complète de la veine. Sa lumière est remplie d'une masse riche en noyaux, formée de cellules plates à noyaux fusiformes, de noyaux entourés de manchons protoplasmiques et de leucocytes. Entre les éléments cellulaires sont dispersées de fines fibres. Sur la plus grande étendue cette masse adhère à l'endothélium de la veine ; en quelques points l'adhérence est pédiculée ; en d'autres on constate un léger espace entre la veine et son contenu. Les parois veineuses sont légèrement épaissies. La dimension du thrombus est environ en longueur de 1 millimètre et demi. En arrière une masse amorphe coagulée remplit la lumière veineuse et se poursuit jusqu'au point où la veine pénètre dans le nerf optique, tandis qu'en avant elle n'a guère plus de 2 millimètres. Les ramifications veineuses partant du tronc principal à l'intérieur du nerf optique sont également remplies d'un caillot amorphe. A l'intérieur du canal central du nerf optique se trouve au lieu d'un tissu conjonctif lâche un tissu dur, extrêmement dense.

Les fibres nerveuses sont atrophiées ; les prolongements de la pie-mère présentent une légère prolifération cellulaire, tandis qu'à l'intérieur de la gaine arachnoïdienne on ne trouve ni cellules nouvelles, ni aucune altération.

Dans les espaces péri-optiques on voit des élevures par prolifération endothéliale, surtout sur la face interne de la gaine durale. Les veines des gaines sont fortement distendues et présentent des hémorragies plus ou moins accentuées. Ceci n'existe que pour les ramifications veineuses qui sont situées avant le point obstrué de la veine centrale.

La sclérotique et la choroïde sont indemnes tandis que le corps vitré est fortement vascularisé.

Au microscope, on y voit quantité de grosses cellules rangées en cordons, tantôt superposées, tantôt ordonnées comme les cellules de la paroi d'un capillaire et par conséquent séparées. Sur les points où il se forme ainsi une lumière se trouve une substance finement striée entre les cellules, et en somme le tout rappelle l'aspect d'un cordon rempli d'hématies, et présentant des bourgeonnements et des commencements de ramuscules. En dehors de ces cordons se trouvent de nombreux foyers de leucocytes en amas, sans qu'il y en ait généralisation.

Sur la rétine on trouve dans les parties périphériques jusque sur la limitante externe une infiltration de toutes les couches par de nombreuses hématies, comme s'il venait d'y avoir épanchement sanguin. Les espaces intermédiaires entre le tissu de soutien de la rétine sont un peu dilatés, le nombre des noyaux augmente, mais à part les points où se trouvent les traînées conjonctives visibles macroscopiquement unissant la rétine et la choroïde, toutes les autres couches sont normales. La portion de la rétine péri-papillaire est de moins en moins riche en hématies à mesure qu'on se rapproche de la papille, et sur une zone de 5 millimètres autour de celle-ci on n'en trouve presque pas. Mais on y constate des altérations qui permettent de conclure à un ancien épanchement sanguin. On remarque aussi que les rares hématies de cette partie centrale vont tout au plus jusque dans la couche granuleuse interne. Ces altérations consistent dans la présence par places d'un pigment jaunâtre. Ailleurs on trouve dans les espaces du tissu de soutien des formations cylindriques grisâtres à contours nets avec quelques noyaux ronds. Ce sont peut-être des caillots de fibrine.

Parmi les autres troubles de nutrition il faut noter les altérations du tissu de soutien : formation de cavités, proliférations nucléaires des fibres radiées.

Les cavités ont une forme irrégulière, assez souvent triangulaires, et très probablement pendant la vie elles étaient remplies de liquide aqueux. Où existent ces cavités, l'épaisseur de la rétine est diminuée et sur une coupe on voit une sorte de dépression, si bien qu'il est permis de croire à la rétraction cicatricielle du tissu de soutien. Ces cavités se trouvent surtout dans la région maculaire.

L'augmentation des fibres radiées fait varier sensiblement l'épaisseur de la rétine suivant les coupes, mais sur d'autres points il y a un développement tellement marqué du tissu de soutien que celui-ci a rompu comme un coin la membrane limitante externe et s'avance entre la choroïde et la rétine sous forme de fibres conjonctives étroites mais épaisses.

Cette prolifération des fibres de soutien non seulement aboutit à la destruction des cônes, des bâtonnets et de l'épithélium pigmentaire, mais encore arrive à remplir la lamina elastica. En quelques points il se fait une soudure entre cette hernie conjonctive et la lamina elastica. Les parties de la rétine situées dans l'intervalle sont comme plissées ainsi que la membrane limitante externe.

Je pense que ces formations conjonctives ont, par cette soudure, amené une rétraction rétinienne qui a causé les plis que nous avons remarqués sur les coupes. On conçoit donc que les coupes aient une épaisseur très variable.

Le trouble nutritif de la rétine semble en somme consister surtout en prolifération des fibres radiées de soutènement.

Les couches de la rétine sont bien conservées à l'exception des cellules ganglionnaires et de la couche fibreuse optique qui semblent manquer partout, sauf sur les points décrits.

La lumière des artères et des veines est partout libre.

L'adventice des artères est un peu épaissie tandis que les gaines périvasculaires des veines présentent de fortes altérations. Ces gaines sont dilatées, gonflées ; elles sont le siège d'une infiltration leucocytaire tantôt en foyers, tantôt diffuse.

Observation II (Michel)

Homme 51 ans. Mécanicien.

Se plaint d'une soudaine diminution de l'acuité visuelle de l'œil droit, datant de 6 semaines.

État actuel. — 9 novembre 1876.

Bruit aortique éclatant et fort.

Les artères radiale, temporale et autres accessibles à la palpation sont rigides et très tortueuses.

Léger emphysème pulmonaire.

Urine sans sucre ni albumine.

O. G. — V = I.

O. D. — V = compte les doigts de 6 à 8 mètres.

Champ visuel et chromatique normaux.

Tension normale, aucune différence entre les deux yeux.

Examen ophtalmoscopique.

O. G. — Fond d'œil normal. Les veines sont un peu dilatées ; les artères sont peut-être légèrement rétrécies.

O. D. (image renversée). La papille n'est reconnaissable que par le point d'entrée et de sortie des vaisseaux ; ses contours sont complètement effacés. Il n'y a aucune saillie papillaire. La papille est le siége d'une coloration sanguine diffuse surtout dans sa moitié interne. De là rayonnent dans la direction de la macula des extravasats sanguins. La macula est elle-même envahie par une tache hémorragique.

A la périphérie de la rétine nombreuses hémorragies de dimensions variables. En quelques points coloration blanc jaunâtre entourée d'une zone hémorragique. Les artères ne sont nettement visibles qu'à la périphérie. Plus on se rapproche de la papille, moins elles sont nettes, plus leur colonne sanguine paraît mince. Les veines sont dilatées et noirâtres.

Marche. — Du 9 novembre 1876 au 22 octobre 1877 l'acuité augmente progressivement jusqu'à devenir $V = \frac{1}{5}$.

La perception des couleurs fut et resta toujours normale. Dans tout le cadran inféro-interne du champ visuel l'index blanc mobile du périmètre est moins clair et moins net et on y trouve un petit scotome à limites assez irrégulières ayant de 8 à 10° dans le sens vertical et 10° dans le sens horizontal.

Pendant ce temps se montrèrent plusieurs récidives hémorragiques en même temps que la résorption d'extravasats anciens devenait de plus en plus nette. Les artères sont mieux remplies ; les veines restent dilatées et noirâtres.

Les extravasats qui disparaissent peu à peu subissent la dégénérescence graisseuse. C'est du moins ainsi qu'on peut interpréter la coloration brillante jaunâtre du centre des extravasats. Une altération particulière se voit dans la moitié externe de la papille et dans tout l'espace compris entre la macula et la pupille. Ce sont de petites plaques jaunâtres comme dans la névrite descendante, très rapprochées les unes des autres, séparées par de petits points normaux rougeâtres, très souvent aussi confondues entre elles.

Les veines forment par places des élevures au-dessus de la rétine. Ces élevures dépassent souvent la largeur d'un rameau veineux et donnent lieu à des différences de niveau bien marquées. Ces élevures masquent les veines si bien que des portions plus ou moins étendues de ramifications veineuses disparaissent complètement.

La papille est légèrement effacée dans ses contours. Le corps vitré est un peu trouble, on y constate quelques filaments.

Diagnostic. — Thrombose complète de la veine centrale avec rétablissement partiel ultérieur de la lumière du vaisseau.

Observation III (Michel)

Femme, 81 ans.

Il y a 40 ans, à la suite d'une violente inflammation, l'œil droit devint spontanément malade et rapidement amaurotique.

Il y a 18 ans l'œil gauche fut également atteint par une violente inflammation, et la vision fut abolie pendant 3 mois, puis redevint à peu près normale.

Depuis quelque temps la malade a remarqué une diminution progressive de l'acuité visuelle de l'œil gauche. Il y a 3 semaines se manifesta brusquement une forte diminution de l'acuité visuelle.

État actuel. — A droite amaurose à la suite de luxation du cristallin et de décollement de la rétine.

A gauche les doigts sont comptés à 6 mètres.

D'après le trouble de la cornée et du cristallin on aurait pu s'attendre, si le fond d'œil avait été anormal à, $V = \frac{1}{10}$.

Champ visuel normal.

Perception des couleurs normale.

Tension moyenne.

Le centre de la cornée est le siège d'un trouble ancien provenant d'un ulcère serpigineux. Le cristallin est trouble. Après atropinisation on voit que le noyau du cristallin est trouble, tandis que la substance corticale présente des stries opaques. Au travers des parties restées transparentes on aperçoit le fond de l'œil.

Les artères sont minces, les branches périphériques veineuses très rouges, très dilatées, avec de nombreuses apoplexies à la périphérie de la rétine. Ces apoplexies existent surtout sur le trajet du rameau veineux principal supéro-externe. La papille est un peu trouble, à contours effacés, avec petits extravasats sanguins striés.

État général. — Sclérose marquée des artères périphériques ; déformations arthritiques des doigts.

Diagnostic. — Thrombose incomplète de la veine centrale.

Observation IV (Michel)

Homme, 67 ans.

Depuis cette semaine a remarqué une diminution de la vision à gauche, à début assez brusque.

O. G. = compte les doigts à 18 centimètres.

O. D. $V = \frac{2}{3} - 1$

Examen ophtalmoscopique. — O. G. Atrophie blanche totale du nerf optique avec dilatation veineuse marquée et artères minces.

Onze mois plus tard le malade revient et raconte qu'il y a cinq semaines, en quatre à cinq jours, est survenue à droite une très rapide diminution de la vision.

O. D. V = doigts à 20 centimètres.

O. G. $V = \frac{1}{10}$.

Examen ophtalmoscopique. — Branches artérielles minces. — Papille trouble, non saillante, à contours effacés. — Veines fortement dilatées, noirâtres, surtout au niveau de la veine médiane. — Sur le bord de la papille se trouve un fin extravasat strié. — Sur le rameau veineux principal supéro-externe se trouve une tache ayant deux fois et demie le diamètre de la papille, et siège d'un épanchement rouge sombre. — La rétine au niveau du nerf optique réfléchit plus fortement la lumière qu'on ne pourrait s'y attendre d'après l'âge du malade.

État général. — Adipose. — Sclérose artérielle périphérique. — Premier bruit tricuspidien peu net. — Bruits aortiques faibles. — Ni sucre, ni albumine dans les urines.

Diagnostic. — Thrombose incomplète de la veine centrale de l'œil droit.

A gauche il est probable que la même lésion est survenue. L'examen ultérieur de l'œil gauche ne permit de constater qu'une atrophie moyenne du nerf optique.

Observation V (Angelucci)

23 *avril* 1878. — Homme, 23 ans.

Toujours bien portant, à part quelques accès de fièvre intermittente.

18 *février* 1878. — Tout en travaillant il remarqua qu'il ne voyait absolument plus rien de l'œil gauche.

Depuis cette époque son état général déclina au point qu'il ne put continuer son travail.

Entré à l'hôpital le 23 avril 1878.

État actuel. — Teint pâle, muqueuses anémiées.

On remarque sur le cou des pulsations fortes des carotides.

On diagnostique insuffisance et sténose de la valvule mitrale.

Insuffisance des valvules aortiques.

Les autres organes sont normaux.

Examen ophtalmoscopique. — 25 avril 1878.

O. G. = Milieux absolument transparents.

Papille irrégulière, entourée d'un cercle blanchâtre. Les artères sont plus étroites que normalement et contiennent peu de sang. Les veines sont dilatées et un peu tortueuses.

Aucune hémorragie rétinienne.

(Cet état persista jusqu'au dernier examen fait huit jours avant la mort.)

Cécité absolue.

O. D. = Milieux absolument transparents.

La vue est conservée.

Les vaisseaux du fond de l'œil sont normaux. Seules les artères sont un peu plus remplies que normalement.

Sur la papille normale se trouve en rapport immédiat avec une petite branche artérielle temporale, une petite hémorragie triangulaire qui s'étend jusqu'au-dessus du bord de la papille.

Au-dessous et en dedans de la papille à côté d'une petite tache artérielle se voit une autre tache blanchâtre, atrophique.

Aucune autre hémorragie rétinienne.

Bien qu'évidemment la cécité de l'œil gauche soit en rapport avec l'affection cardiaque, et que l'on soit tenté d'admettre le diagnostic d'embolie de l'artère centrale de la rétine, l'examen ophtalmoscopique ne paraît pas suffisament probant et le diagnostic reste en suspens.

Le malade meurt.

Autopsie. — Foyers de ramollissement de l'écorce cérébrale du côté gauche.

Cœur dilaté et hypertrophié. Dégénérescence graisseuse du myocarde et endocardite chronique avec récentes végétations des valvules aortiques.

Dégénérescence graisseuse de l'aorte.

Foie hyperémié. Muqueuse intestinale hyperémiée. Infarctus récents de la rate.

Examen microscopique de l'œil gauche. — La veine centrale est un peu plus dilatée que normalement et croise latéralement l'artère, si bien qu'elle est au-dessus de l'artère à son point de sortie du nerf optique, tandis qu'elle est au-dessous dans la lamina cribosa ; elle forme donc un léger coude par rapport à l'artère. Au niveau du point où le coude est le plus marqué, vers le bord externe de la lamina cribosa, à environ un millimètre de la rétine *elle est obstruée complètement par un caillot incolore et brillant de fibrine.* Ce caillot adhère si fortement à la paroi interne qu'il est impossible de les délimiter.

L'artère qui passe à gauche et au-dessous de la veine est facilement reconnaissable à sa musculature développée, et paraît s'effiler et se terminer en cul-de-sac. Sur la coupe suivante les orifices des deux vaisseaux sont de nouveau visibles à côté l'un de l'autre.

La lumière de l'artère est remplie de sang.

L'artère n'est donc simplement que fortement comprimée au voisinage du thrombus veineux. Il apparaît nettement que cette compression de l'artère n'est pas seulement causée par la veine distendue par son thrombus, mais encore par l'exsudat cellulaire abondant qui se trouve au voisinage du thrombus.

Cet exsudat est formé par un amoncellement de cellules lymphoïdes et d'hématies.

Il accompagne non seulement les vaisseaux centraux sur une longueur de 5 millimètres, mais aussi s'étend entre les fibres du nerf optique.

Après coloration par l'hématoxyline, le thrombus prend une teinte sombre, et l'on y voit de petits groupes de noyaux cellulaires, si multipliés en certains points que l'on peut admettre un commencement d'organisation.

Sur une coupe on voit, partant de la rétine, les deux petites branches veineuses, qui viennent fermer le tronc de la veine centrale ; ces deux rameaux présentant des dilatations sacciformes ; leurs parois sont normales ; leur lumière ne contient pas de sang.

L'artère centrale, dont la couche musculaire est peut-être un peu hypertrophiée, peut-être seulement contractée, contient, de même que les branches rétiniennes, atteintes par la coupe, des hématies.

Tandis que la portion périphérique du nerf optique gauche est mise en coupes longitudinales, la portion centrale est mise en coupes horizontales. Sur l'artère, sauf l'épaississement ci-dessus mentionné, rien de particulier.

Au contraire, la paroi veineuse forme un large anneau. En la comparant avec une veine centrale normale on constate que l'épaisseur de sa paroi a triplé.

Cet épaisissement est-il la conséquence d'un état inflammatoire aigu, ou d'un état œdémateux ? C'est ce que le microscope ne nous dit pas. La première hypothèse est cependant la plus vraisemblable, car la cécité est survenue trois mois avant la mort. De plus, il existe quelques traces d'inflammation aiguë sur la paroi veineuse.

Non seulement sur le point correspondant à la préparation que nous avons décrite, mais en plusieurs autres, particulièrement au niveau de la sortie de la veine hors du nerf optique, on trouve des amas de cellules rondes aussi bien dans la paroi que dans la gaine lymphatique périvasculaire fortement dilatée en certains points.

L'infiltration inflammatoire s'étend également sur quelques petites branches divergentes de caractère veineux et capillaire.

L'endothélium de la veine est conservé d'une façon régulière. Celui qui revêt les gaines lymphatiques ne l'est que çà et là. Sur la rétine se trouvent quelques petits vaisseaux dilatés, parfois assez fortement, mais toute autre altération, telle qu'hémorragie ou pigmentation, manque complètement.

Comme conséquence des troubles circulatoires il faut citer l'atrophie de la papille et du nerf optique.

L'examen de l'*œil droit* montre nettement qu'il s'agit bien d'une affection primitive de la veine et que les altérations phlébitiques ne sont pas la conséquence de la thrombose. Indépendamment de l'hémorragie rétinienne constatée à l'ophtalmoscope, et que le microscope montre située dans la couche granuleuse externe, on ne trouve, il est vrai, nulle part de thrombose de la veine centrale, dont l'endothélium est bien conservé. Mais par contre on constate une phlébite et une periphlébite prononcée avec épaississement de la paroi veineuse et accumulation de leucocytes. Le processus est moins prononcé que dans l'œil gauche ; l'œil droit semble avoir été atteint bien plus récemment. Outre la multiplication des leucocytes autour des veines, on voit en quelques points de petites hémorragies, survenues probablement par diapédèse.

On trouve de la dilatation des gaines lymphatiques périoptiques, mais à un moindre degré que dans l'œil gauche.

Par contre aucun processus atrophique sur la rétine et le nerf optique.

Les deux yeux ne présentent aucune autre lésion.

L'examen microscopique des principaux viscères permet de constater des lésions dues à la maladie cardiaque = endartérite chronique et périphlébite des petits vaisseaux du rein, du cerveau ; mais ces altérations étaient fort peu accentuées.

Observation VI (Angelucci)

Jeune fille, 24 ans.

Les articulations des pieds et des genoux sont augmentées de volume, œdématiées depuis quelques jours ; la malade se plaint de frissons.

Entre le 7 avril 1876.

Apparence satisfaisante. Langue chargée. Sur le cou on remarque de faibles pulsations.

Diagnostic. — Rhumatisme articulaire aigu.

Insuffisance mitrale.

Aggravation progressive.

Dans la nuit du 9 au 10 octobre, cécité subite de l'œil gauche.

Au premir examen ophtalmoscopique on remarque que les veines, aussi bien que les artères, sont plus étroites que normalement, et par places paraissent vides de sang.

On ne constate aucune pulsation dans ces espaces vides.

Cette irrégularité de plénitude sanguine disparut les jours suivants.

La papille parut un peu trouble.

Cécité complète de l'œil gauche.

Diagnostic. — Vraisemblablement embolie de l'artère centrale.

Mort le 5 décembre.

Autopsie. — Cœur très augmenté de volume, surtout le ventricule gauche. Parois cardiaques épaissies. Muscle cardiaque de couleur feuille morte. Dans le ventricule gauche très dilaté se trouve un gros caillot. Quelques végétations conjonctives sur les tendons de la valvule mitrale. Calcification marquée des valvules aortiques. Cœur droit très dilaté, parois épaissies, valvules normales.

A l'ouverture du crâne on trouva sous la pie-mère un léger épanchement liquide clair.

La branche gauche de l'artère pulmonaire est complètement obstruée par un coagulum fibrineux, adhérant à la paroi, ramolli par places et se continuant jusque dans les petites branches.

Examen microscopique ne porta que sur l'*œil gauche*.

La partrie thrombosée de la veine se trouve ici avant son point d'entrée dans la lamina cribosa. Comme dans le cas précédent, de la veine partent deux petits rameaux qui se réunissent à angle très obtus immédiatement en arrière de la papille, et le thrombus se trouve entre leur point de convergence et la lamina cribrosa.

La portion veineuse est, comme dans le précédent cas, également coudée, si bien que sur une coupe longitudinale passant par le nerf (parallèle par conséquent au vaisseau), le thrombus est atteint obliquement ou transversalement.

Au premier abord, on croirait avoir affaire à une thrombose artérielle et ce n'est qu'à un plus fort grossissement qu'on reconnaît les particularités de structure de la paroi, ce qui permet de se convaincre qu'il s'agit d'une veine.

Dans ce cas, le thrombus obstrue complètement la lumière et contient à côté d'une masse amorphe brillante (fibrine) des cellules rondes et allongées et des noyaux cellulaires. Au voisinage immédiat de la paroi veineuse on voit une infiltration leucocytaire abondante et une périphlébite prononcée.

Il n'y a pas d'hématies extravasées.

Autour de la portion de la veine non thrombosée se trouvent également quelques foyers périphlébitiques.

La paroi de l'artère contient au voisinage immédiat du thrombus un dépôt calcaire de faible étendue, sans qu'il y ait ailleurs aucune altération.

Observation VII (Angelucci)

Femme, 78 ans.

Entre à l'hôpital le 4 janvier 1879 pour gangrène sénile du pied par endo-artérite chronique ; la gangrène date de quinze semaines.

Le 8 février, à son réveil, elle n'y voit plus de l'œil gauche.

L'examen ophtalmoscopique ne put être fait, et la malade mourut deux jours après, le 10 février.

Autopsie. — Athérome généralisé.

Rétraction sénile des reins.

Examen microscopique de l'œil gauche. — Sur une coupe du nerf optique, à un millimètre de la lamina cribrosa, on voit un caillot dans la lumière de la veine centrale. Ce caillot ne se compose que de fibrine et de leucocytes. Il n'obstrue pas complètement la lumière de la veine et n'adhère pas à sa paroi, sauf en deux points où l'adhérence occupe environ le tiers de la circonférence du vaisseau. Partout ailleurs on voit entre la paroi veineuse et le caillot un espace dans lequel se trouvent quelques hématies.

La paroi veineuse est peut-être un peu œdématiée, sans altérations particulières.

L'endothélium est conservé et ne présente pas trace de prolifération.

Le thrombus est peu étendu, et partout ailleurs la veine ne présente aucune altération, sauf une légère dilatation.

Des coupes longitudinales du nerf optique à l'intérieur du thrombus montrent un allongement des deux vaisseaux centraux, de la veine aussi bien que de l'artère qui est normale.

Sur la rétine pas d'hémorragie. On trouve seulement çà et là une forte dilatation vasculaire.

Œil droit normal.

Le thrombus de la veine centrale gauche n'est certainement pas une altération post mortem, car d'une part il adhère au vaisseau, et en second lieu, si nous nous rappelons que la cécité brusque est apparue deux jours avant la mort, nous comprendrons qu'il ne peut s'agir que d'un trombus jeune, ce qui explique sa constitution (fibrine et leucocytes).

Observation VIII (Angelucci)

Le 3 *octobre* 1879 revint à la clinique un malade déjà vu antérieurement par le Pr Zehender qui avait diagnostiqué : embolie de l'artère centrale à l'intérieur du nerf.

Je reproduis d'abord l'observation de Zehender :

Homme, 26 ans.

Le 26 *avril* 1874, à 5 heures de l'après-midi, le malade remarque une cécité subite de l'œil droit.

Le 30 *avril* il vient consulter.

Assez vigoureux. Etat général satisfaisant. Hypertrophie excentrique des deux ventricules. Insuffisance mitrale.

O. G. V = 1.

O. D. — Ne perçoit la lumière dans la chambre noire qu'à une distance d'environ 80 centimètres.

Examen ophtalmoscopique :

O. D. = Milieux clairs.

Rétine trouble au niveau de la macula, comme couverte d'une tache rouge. Les artères qui sortent de la papille ne paraissent pas rétrécies, mais elles sont pâles et semblent vides de sang. Les veines sont extrêmement dilatées et animées de violentes pulsations.

Le 13 mai. — Etat stationnaire.

On remarque sur la rétine quelques petites hémorragies.

Le 16 mai. — Même état des artères et des veines. Les artères cependant sont plus minces que normalement, surtout les branches inférieures.

Le 1er juin. — Les veines ne présentent plus aucune pulsation.

On ne trouve plus trace des hémorragies de la macula.

Les vaisseaux sont allongés, mais plus minces, surtout les veines.

C'est donc 5 ans plus tard que ce malade revint trouver le Dr Angelucci.

Le 3 octobre 1879. — Etat général assez bon.

Mêmes lésions cardiaques.

O. G. — V = 1.

O. D. = Vision identique, c'est-à-dire reconnaît seulement la lumière à 80 centimètres.

Examen ophtalmoscopique. — Papille blanche. Vaisseaux allongés, plus minces que normalement.

Il faut remarquer que la figure dessinée en juin 1874 répond absolument à celle qu'on a dessinée le 4 octobre 1879.

(Angelucci fait de ce cas une thrombose de la veine centrale, probablement d'origine périphlébitique, vu le jeune âge du malade).

Observation IX (Weinbaum)

Homme, 26 ans.

Antécédents héréditaires. — Rien d'anormal.

Antécédents personnels. — Pneumonie il y a trois ans.

Vue normale jusqu'en 1891.

En septembre 1891, diminution brusque de l'acuité visuelle de l'œil droit, et aggravation progressive. Jusqu'à ces quinze derniers jours, le malade n'avait jamais eu de douleurs dans l'œil ni dans la tête.

Le 22 novembre 1891, le malade est pris subitement de douleurs dans la moitié droite du front, et le 23 au matin l'œil droit était rouge et douloureux.

Etat actuel (27 novembre 1891).

Homme vigoureux et bien portant.

Rien au cœur ; aucun engorgement ganglionnaire.

Urines normales.

O. G. — Hyperémie de la conjonctive du tarse. Le reste normal. Pas de sensibilité à la pression.

O. D. — Conjonctive palpébrale assez fortement hyperémiée. Injection périldératique peu marquée. Trouble diffus de la cornée.

Papille dilatée au maximum. Iris un peu œdématié, trouble, rougeâtre, fortement hyperémié ; on voit des stries sanguines sur sa face antérieure.

De nombreuses masses floconneuses flottent dans le corps vitré qui est d'ailleurs également le siège d'un trouble diffus.

On voit donc mal le fond de l'œil. La papille n'apparaît que comme une tache ronde, rougeâtre ; on ne peut dire si elle est excavée.

Les vaisseaux de la papille ne sont pas reconnaissables.

Sur la rétine, on voit confusément des taches sanguines, striées.

O. G. — V = 1 avec + 0,25.

O. D. — Compte les doigts à 75 centimètres seulement dans la partie externe du champ visuel. Du côté nasal, le champ visuel manque complètement. En haut et en bas, il est très limité.

Traitement par l'ésérine jusqu'au 2 décembre.

Le 12 décembre. — Iridectomie inférieure.

Amélioration temporaire seulement, et le 9 janvier 1892, énucléation de l'œil droit.

Examen macroscopique. — On coupe horizontalement l'œil.

La chambre antérieure a 2^{mm},8 de profondeur.

Le corps vitré est transformé en une masse dure, verdâtre.

La rétine et la papille sont épaissies. La papille mesure à son centre 1^{mm},5.

Immédiatement en dedans de la papille se voit une grosse tache brunâtre.

La rétine présente partout une légère teinte rougeâtre avec quelques traînées brunâtres.

A l'intérieur du nerf optique, immédiatement avant la section, se trouve un point brunâtre.

On enlève une petite partie de la tache brunâtre que nous avons décrite ci-dessus près de la papille.

Elle paraît n'être composée de sang.

Aucun tissu anormal.

Examen microscopique (Weinbaum décrit d'abord les altérations purement glaucomateuses de la cornée ; la soudure de l'angle rido cornéen, etc., toutes lésions qui ne nous intéressent pas ici).

. . . .

Sur la papille, la lumina cribrosa est excavée et cette excavation est surtout prononcée au niveau du bord inférieur de la papille. La couche fibreuse de la papille ne participe pas à l'excavation et au contraire paraît fortement œdématiée, de sorte que la papille paraît 4 à 5 fois plus épaisse que normalement.

Dans la rétine, la couche des fibres nerveuses est çà et là divisée en deux feuillets d'épaisseur égale, dont l'un adhère au corps vitré, l'autre aux autres couches de la rétine. Tous deux sont unis par une couche de fibres nerveuses œdématiées entre lesquelles çà et là se trouve un vaisseau sanguin isolé.

La cause de ce phénomène est dans la forte hémorragie du côté nasal de la papille, qui a été signalée macroscopiquement.

Partant de cette hémorragie, la couche œdématiée pénètre à la manière d'un coin dans l'épaisseur de la couche nerveuse. Vraisemblablement, l'hémorragie s'est faite en grande quantité, abondante et brusque.

Dans l'intervalle qui sépare les deux couches au voisinage de la papille se trouvent de nombreuses hématies isolées et des cellules contenant du pigment granuleux et du pigment sanguin. Cette division en deux couches se prolonge jusqu'à environ une fois et demie la largeur de la papille ; elles se rejoignent plus loin du côté temporal.

Du côté nasal, on peut suivre l'épanchement sanguin déjà signalé macroscopiquement et qui contient au milieu de corpuscules sanguins en partie de la fibrine finement réticulée, en partie de gros coagula de fibrine. Ces derniers ont parfois la forme de gros tubes allongés, si bien qu'on pourrait les prendre pour une veine, si ce n'étaient l'absence d'endothélium et les différences de coloration par les réactifs.

La membrane limitante interne est fortement plissée et présente par places de petites éraillures par lesquelles ont filtré des petites gouttes de sang qui font saillie dans le corps vitré. D'ailleurs, en avant de la limitante interne, se trouve une couche mince d'hématies.

La couche des fibres nerveuses et la couche des cellules ganglionnaires sont fortement atrophiées et jusqu'à une certaine distance de la papille, on ne retrouve plus de fibres nerveuses ni de cellules ganglionnaires.

Près de la papille, toutes les couches sont fortement œdématiées et infiltrées jusqu'à la couche granuleuse interne d'hématies et de pigment sanguin.

Au milieu de la rétine œdématiée, on voit très nettement les fibres de Müller. Elles ne sont pas plus larges que normalement, et de leur netteté insolite due à l'œdème, on ne peut pas conclure qu'elles soient hypertrophiées ou augmentées de nombre. Elles circonscrivent de grosses vésicules pleines de liquide.

Partout où la rétine contient des hémorragies, on trouve des noyaux plus ou moins volumineux de fibrine, noyaux qui à un fort grossissement présentent la réticulation caractéristique.

Ils se distinguent par là des caillots de fibrine décrits par Michel.

La couche granuleuse externe est la seule qui, au voisinage de la papille, ait conservé sa structure normale.

Les cônes et les bâtonnets sont complètement détruits près de la papille.

Toutes les veines et surtout les capillaires en arrière de la limitante interne sont fortement remplis de sang, et à côté d'eux se trouvent des extravasats sanguins.

L'épithélium pigmentaire de la rétine ne présente pas d'altérations.

La paroi des vaisseaux rétiniens ne présente nulle part d'altérations notables.

Dans le nerf optique, les fibres conjonctives sont fortement atrophiées, surtout celles qui avoisinent le canal central. Les fibres nerveuses sont atrophiées, amincies ; le tissu conjonctif interfasciculaire est très marqué. Sur une coupe colorée au carmin et à l'hématoxyline, les noyaux du tissu conjonctif interstitiel sont plus nombreux et plus serrés que normalement. Cela tient-il simplement à la disparition des fibres nerveuses, ou, au contraire, à une hyperplasie du tissu conjonctif, on ne peut le dire.

L'artère centrale de la rétine est fortement remplie de sang. La veine centrale contient à un millimètre en arrière de la lumina cribrosa un caillot qui a environ trois quarts de millimètre. L'endothélium est très marqué sur la portion qui regarde l'artère. Entre lui et le thrombus, se trouve une petite fente capillaire qui contient quelques hématies. Ce caillot est formé d'une charpente de cellules fusiformes et de fibres circonscrivant des espaces circulaires dans lesquels se trouvent des cellules elliptiques, allongées, bien limitées, contenant un protoplasma mince et un ou plusieurs noyaux ronds. Plusieurs de ces noyaux présentent des apparences qui rappellent les figures de karyokinèse, mais on ne peut l'affirmer, en raison du durcissement de l'œil par le liquide de Müller. Ces cellules ressemblent beaucoup à des cellules de sarcome, ou à du tissu de granulations. A la base du thrombus, on ne trouve pas d'endothélium le limitant. Il ne contient pas de pigment. Deux petits vaisseaux se trouvent sur le bord du thrombus, sans qu'on puisse dire s'il ne s'agit pas de petites branches de la veine elle-même.

A l'intérieur du thrombus, on ne trouve aucun vaisseau. Du côté cérébral comme du côté papillaire du thrombus, la veine est absolument libre et présente partout une large lumière.

Sur les coupes horizontales tangentielles, la paroi veineuse et sa gaine au-dessus et en arrière du thrombus sont infiltrées de cellules sanguines incolores, tandis que du côté nasal et temporal, cela est moins net.

A une certaine distance du thrombus, la veine ne présente plus aucune altération. . . . .

. . . .

Weinbaum s'informa auprès du Dr Rischmüller de la santé de son malade, et le 19 juin 1892 (près de six mois après l'énucléation), il reçut les renseignements suivants : Bruits du cœur normaux ; matité cardiaque normale; les poumons ne présentent aucune trace de la pneumonie antérieure. Urines normales. État général parfait. . . . .

. . . .

Weinbaum se demande si c'est bien un thrombus. Il l'affirme après avoir soumis ses préparations au Dr Ort qui conclut comme lui.

Cliniquement, c'est une glaucome hémorragique.

Mais est-ce un glaucome primitif, ou bien une thrombose de la veine centrale avec des accidents glaucomateux consécutifs ?

En faveur du glaucome primitif et contre la thrombose, parlent : ce fait que le premier symptôme fut la diminution progressive de la vision, alors que dans les cas de Michel et d'Angelucci, la diminution est brusque ; ce fait qu'il n'y avait pas de trouble circulatoire ; ce fait que Michel et Angelucci insistent dans leurs descriptions sur l'absence d'hyperturie. — Si on admet le glaucome primitif, on pourrait dire que l'obstacle circulatoire considérable qui existe par le fait du glaucome et se traduit par l'hyperémie veineuse de la rétine et le pouls veineux, est la cause qui expliquerait la stase veineuse et la thrombose marastique.

Sans doute, le glaucome ne peut expliquer à lui seul la thrombose, autrement on la trouverait plus souvent. Il faut donc qu'il y ait un facteur surajouté.

En faveur de la thrombose primitive et contre le glaucome primitif, plaident : La rareté du glaucome chez les sujets jeunes ; ce fait que tous les cas de glaucome hémorragique bien observés étaient secondaires à une hémorragie rétinienne primitive.

Ce serait alors la thrombose primitive qui aurait donné lieu à la fois aux hémorragies rétiniennes et au glaucome secondaire.

Sans doute, il est difficile de comprendre comment chez cet homme de 26 ans, avec un appareil circulatoire intact, cet état a pu se développer.

Il est peut-être le fait de la pneumonie antérieure. . . . .

. . . .

Weinbaum termine son travail en faisant remarquer que c'est la première fois qu'on constate une thrombose de la veine centrale dans un glaucome hémorragique ; ce fait est peut-être intéressant pour la pathogénie de cette espèce particulière de glaucome.

Observation X (Wagenmann)

11 *février* 1889. — Homme, 76 ans.

Antécédents. — Le malade pendant l'automne précédent a remarqué une diminution de la vision qui a augmenté dans ces dernières semaines.

Le malade dans ces derniers 18 mois a eu trois attaques d'agraphie. La première dura 3 jours. La seconde survint en décembre 1888, et la troisième est récente. La dernière fois le sujet fut souffrant pendant trois jours, puis survint l'agraphie qui ne fut bien marquée qu'un seul jour, s'améliora le second jour et disparut complètement le troisième.

Ex. opht. — O. D. — Papille rouge, limites confuses. Au voisinage de la papille, près de son bord se voient de nombreuses hémorragies en flammèches. On ne constate aucun foyer blanchâtre.

O. G. — Papille pâle : fond d'œil normal ; on remarque quelques opacités flottantes dans le corps vitré.

O. D. — Doigts à 5 mètres avec + 4^D. N° 13 de l'échelle de Jaeger est lu.

Champ visuel normal.

O. G. — V = 1 avec + 4^D. N° 1 de l'échelle de Jeager est lu.

Champ visuel libre.

État général. — Trace d'albumine dans les urines. Pouls tendu.

Le 23 *février* 1889. — La vision est plus confuse. On donne 2 grammes de salicylate par jour.

20 *mars* 1889. — O. D. V = Doigts à 2 d'éloignement.

Champ visuel libre.

O. G. V = $\frac{5,5}{6}$ avec + 4. N° 1 de l'échelle est lu.

Si l'on fait fixer un mot long, la fin n'est pas lue distinctement ; il y a un petit scotome près du point de fixation.

Ex. opht. — O. D. Extravasats à côté de la papille.

O. G. La macula est normale.

8 *juin* 1889. — O. D. Les doigts peuvent être comptés excentriquement au dehors.

Les hémorragies rétiniennes ont disparu.

O. G. Les phénomènes qui avaient permis de conclure à un scotome ont disparu.

On supprime tout espèce de traitement.

30 *novembre* 1889. — Le malade revient parce qu'il a une sensation de tension dans l'œil droit.

O. D. Etat glaucomateux. Trouble diffus de la cornée au milieu de laquelle se trouve une strie allongée blanche se terminant à ses deux extrémités par une grosse tache ronde. A côté on remarque quelques stries plus marquées faisant une légère saillie. Pas d'injection.

Papille droite plus large que la gauche.

Amaurose absolue.

On instille quelques gouttes de pilocarpine au centième.

29 *janvier* 1890. — Depuis 2 ou 3 jours, inflammation plus forte, apparue spontanément.

Infiltration cornéenne grisâtre centrale avec légère desquamation épithéliale.

Hypopyon de 2 millimètres de hauteur.

Pupille immobile.

Douleurs peu accentuées.

O. G. — Normal.

5 *février* 1890. — La tache cornéenne a augmenté ainsi que l'hypopyon. Les douleurs sont devenues intolérables et l'on pratique l'enucléation de l'œil droit.

Examen macroscopique de l'œil. — Les venæ vorticosæ sont grosses et distendues. L'infiltration cornéenne mesure 7 millimètres de diamètre horizontal et 5 millimètres de diamètre vertical.

Le globe oculaire est sectionné verticalement en dedans du nerf optique, après avoir préalablement séparé le niveau de nerf optique adhérent au globe, pour pratiquer des coupes sériées.

Sur la section verticale on voit : La cornée au morceau d'infiltration est considérablement amincie, la chambre antérieure est pleine de pus, les angles en sont soudés et le corps vitré est augmenté de consistance.

Examen microscopique. — Le nerf optique est fortement atrophié. Par la coloration de Weigert on ne voit plus une seule fibre intacte. Sa coupe transversale est particulièrement riche en noyaux. Sur sa gaine on constate une prolifération marquée du tissu arachnoïdien et l'on voit quelques hématies dans les espaces intermédiaires.

A quelque distance de l'œil dans la veine centrale se trouve une masse obstruant presque complètement la lumière, fusiforme, adhérant à la paroi, semblant limitée du côté de la lumière par une membrane. — Cette masse sans noyaux, finement granuleuse, se colore en rouge par l'éosine. On y reconnaît quelques fibres courtes mais épaisses. Du côté de la lumière de nombreux leucocytes y adhèrent. En son point le plus épais cette formation occupe plus de la moitié du vaisseau.

La paroi de la veine est notablement épaissie. La tunique interne prolifère par places. Au niveau du point le plus épais du vaisseau, dans l'intérieur de sa paroi on reconnaît un petit capillaire. Du côté du globe oculaire la veine centrale devient normale; seule sa paroi reste partout épaissie.

Sur l'artère centrale on trouve également une augmentation manifeste de la paroi et une prolifération de la membrane interne formée de plusieurs couches superposées. L'endartérite atteint son maximum au point où se trouve le thrombus dans la veine centrale, et diminue vers le bulbe. Le tissu conjonctif périvasculaire est épaissi et infiltré de cellules.

L'examen de la papille et de la rétine donne les résultats suivants : la lumina cribrosa est comme repoussée en arrière au niveau de ses bords ; la papille fortement réduite par suite de la disparition complète des fibres nerveuses n'est plus formée que par une couche de tissu conjonctif mince où se trouvent les vaisseaux. La rétine présente une atrophie marquée des couches internes et peu d'altération des couches externes. Du côté de la papille elle est épaissie sur une certaine étendue et le tissu de soutien prolifère. Sa portion antérieure présente de la dégénérescence cystoïde. Autour des vaisseaux se trouvent des espaces cavitaires que l'on peut regarder comme des gaines lymphatiques fortement distendues. Ça et là se voient des restes d'hémorragie, tantôt sous forme d'hématies altérées, tantôt sous forme de pigment hématique. L'altération la plus marquée des couches externes porte sur les cônes et les bâtonnets qui presque partout sont séparés de la membrane limitante externe par une couche albuminoïde. On remarque sur les cônes une altération que Deutschmann a souvent rencontrée. Le grain fait saillie en dehors de la couche externe. On voit des cônes surmontés d'un grain fusiforme se colorant par l'hématoxyline et se prolongeant sous forme d'une fibre mince au travers de la limitante externe jusque dans la rétine.

Le pigment rétinien est à peu près intact. Sur les vaisseaux de la rétine, artères et veines, on trouve des altérations des parois, principalement des épaississements de tissu conjonctif, de l'infiltration inflammatoire, un rétrécissement marqué de la lumière par prolifération de la membrane interne.

La lumière des branches les plus grosses tantôt est libre, tantôt est remplie d'une substance albuminoïde coagulée. Les petites branches sont complètement obstruées par l'épaississement de la paroi. Il est à remarquer qu'autour de quelques vaisseaux on trouve un amas de cellules lymphatiques. . . . .
. . . .

Nous résumons en quelques lignes la fin de cet examen : conjonctive épaissie, hyperémiée, avec infiltration cellulaire. Abondante diapédèse de leucocytes dans la cornée surtout au niveau de son limbe. Élevures épithéliales cornéennes produites par des amas de leucocytes, etc.

On rencontre des cocci et des bactéries en amas dans les foyers d'infiltration cornéenne.

Observation XI (Randolph)

Randolph voit le malade (enfant) six jours après le début d'une méningite cérébro-spinale. Les yeux étaient alors normaux.

Trois semaines plus tard, en examinant l'œil droit, il voit la moitié supérieure de la papille recouverte par un extravasat ressemblant à du sang coagulé et paraissant remplir presque complètement la cupule du nerf optique. Les artères ne contiennent qu'une mince colonne de sang. Les veines sont énormément distendues, tortueuses et très noires. Tout autour de la papille se trouvent des hémorragies très foncées ; le reste du fond de l'œil en est dépourvu. La partie de la papille non couverte par le caillot est pâle et trouble. La rétine est également trouble sans changement spécial au niveau de la macula.

Sur l'œil gauche les artères rétiniennes sont étroites, les veines tortueuses et engorgées ; il existe de nombreuses hémorragies autour de la papille.

L'enfant mourut huit jours après cet examen.

Randolph diagnostique : Thrombose de la veine centrale de la rétine.

Observation XII (Knapp)

Knapp dans une étude sur les affections oculaires au cours de l'érysipèle de la face nous dit qu'il a pu observer un cas tout à fait au début et suivre son évolution. Le voici :

29 *mars* 1883. — Knapp fut appelé en consultation.

Le malade, homme de quarante ans, avait eu il y a longtemps la syphilis.

Le 20 mars, survint sur le nez un érysipèle qui s'étendit sur les joues, le front, les paupières et l'oreille gauche, temp. 40°.

Le 23 mars l'érysipèle commence à céder et le 24 mars, temp. 37°,9.

Le 25 *mars*. — L'état général est satisfaisant. Les paupières du côté droit sont toujours gonflées et rouges, il y a du chémosis et de l'exophtalmie. Le malade déclare qu'il voit mal de l'œil droit. L'œil gauche est beaucoup moins atteint.

Le 26 *mars*. — L état général est excellent. L'état oculaire reste mauvais, identique à celui de la veille. L'œil droit déborde les paupières, le chémosis est très prononcé. Les cornées restent claires. A gauche la papille en myosis réagit faiblement.

On fait une ponction au bistouri qui fut enfoncé à droite en haut et en bas, à gauche simplement en haut.

En haut le tissu était un peu dur ; en bas il était plus mou. Il ne sortit qu'un peu de sang.

Pansement humide.

Le 27 *mars*. — Etat stationnaire.

Le 28 *mars*. — Ponction au bistouri à la partie inférieure de l'orbite gauche. Il ne sortit pas de pus.

Le 29 *mars*. — Knapp constate outre le gonflement et la rougeur des paupières et le chémosis, à droite un trouble superficiel de la cornée par suite de l'occlusion incomplète des paupières.

A gauche la cornée est claire, la papille est moyennement dilatée, le chémosis est très marqué; l'œil est saillant immobile, de tension et de sensibilité normales.

Ex. oph. O. G. = Milieux clairs.

La portion centrale du fond de l'œil a une couleur laiteuse, la portion périphérique une couleur vineuse.

On ne reconnaît ni papille ni macula.

D'un point central commun irradient un grand nombre de vaisseaux sombres, presque noirâtres, tous également colorés. *Les plus volumineux sont deux ou trois fois plus gros que les veines rétiniennes normales. Tous sont tortueux. Ils sont tous amincis à leur terminaison, et çà et là dilatés irrégulièrement, formant des sortes de varicosités du côté de l'équateur.*

A la périphérie ils sont moins épais et moins foncés. Ils ne s'anastamosent nulle part, ne présentent aucune modification quand on exerce une pression sur le globe oculaire; on peut les regarder comme des veines distendues par du sang stagnant. Entre elles et parfois sur elles se trouvent un grand nombre d'extravasats noirâtres situés au niveau de la papille et de son voisinage, arrondis à la périphérie. La place de la macula se reconnaît à la configuration des vaisseaux, mais ne présente pas cet aspect rouge cerise caractéristique de l'embolie de l'artère centrale (1).

O. D. — Examen ophtalmoscopique moins net en raison du trouble de la cornée, mais pourtant il est suffisant pour permettre de dire que les lésions sont analogues. Comme cette différence s'est maintenue pendant toute la durée de la maladie, Knapp ne donne que l'examen de l'œil gauche.

Le 31 *mars*, donc 2 jours plus tard, le gonflement des paupières et de la conjonctive est fort diminué. La cornée droite est moins trouble.

O. G. — Le fond d'œil est moins blanc au centre, et à la péri-

---

(1) Nous avons vu qu'Angelucci avait décrit cette tache rouge cerise dans certaines thromboses de la veine centrale, que ce soit une hémorragie ou la choroïde vue par transparence.

(Fig 1).

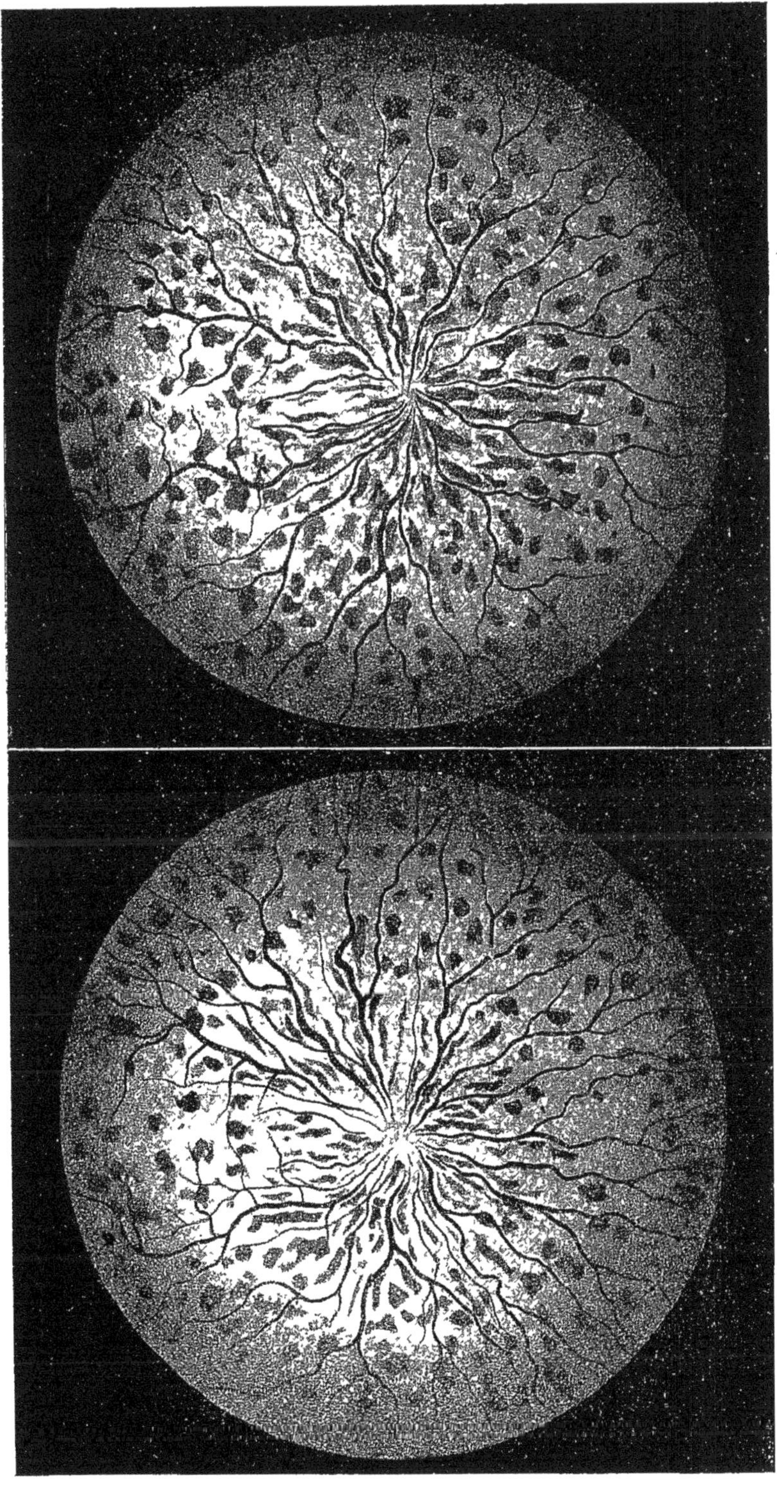

(Fig. 2). Figures de Knapp.

(Fig. 3).

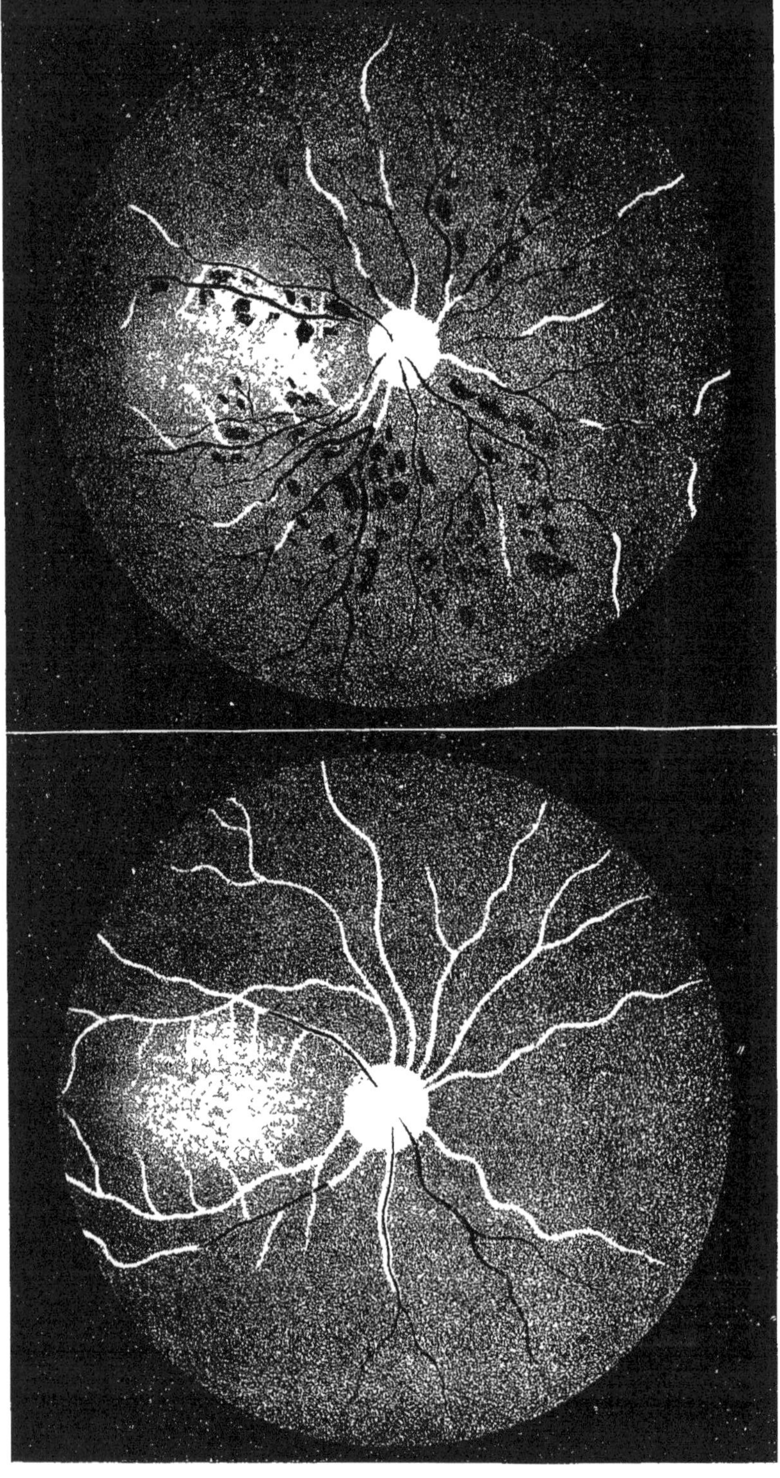

Figures de Knapp (Fig. 4)

phérie la rougeur est plus claire. On voit toujours de nombreuses veines noirâtres, allongées, dilatées, variqueuses, entre lesquelles on constate cette fois un certain nombre de branches visiblement artérielles, n'ayant guère que la moitié ou même le tiers du calibre normal des artères, et qui, à la pression se laissent comprimer jusqu'à se vider, mais qui ne présentent plus de pulsations. Les hémorragies étaient identiques, mais on en remarquait quelques-unes récentes, d'un rouge plus clair, situées surtout au voisinage de la papille et de la macula.

Du côté de l'équateur les veines avaient perdu leur coloration noirâtre, mais étaient toujours foncées, et se distinguaient des artères moins facilement qu'au centre. Sur la zone périphérique de la rétine ne se trouvait pas d'hémorragie.

Les globles oculaires étaient redevenus un peu mobiles.

Le 2 avril. — Les yeux ont recouvré presque tous leurs mouvements.

On reconnaît la papille ; la coloration laiteuse du fond de l'œil est moins intense. Les vaisseaux et les hémorragies sont dans le même état.

Le 4 avril. — La papille est nettement visible, régulière et blanchâtre ; on y reconnaît deux branches principales de l'artère centrale, une supérieure, une inférieure.

Le 6 avril. — Etat stationnaire. La tension oculaire est normale ou diminuée.

Le 9 avril. — Au niveau de la papille et dans son voisinage on voit quelques vaisseaux sous forme de traînées blanchâtres centrées par un filament rouge et mince qui s'élargit à la périphérie tandis que l'espace blanc diminue et disparaît.

Le 18 avril. — Un certain nombre de veines et quelques artères sont entrecoupés par places de lignes blanchâtres, qui sont transversalement intercalées sous forme de points blancs d'épaisseur égale sur le trajet rouge du vaisseau (thrombus blanc).

Le 22 avril. — Cette altération était tellement marquée et présentait un aspect si particulier que je fis reproduire la figure (voir fig. 3 de Knapp).

Le malade était assez amélioré pour pouvoir sortir. Le gonflement et l'exophtalmie avaient disparu. La cécité était absolue.

Au centre du fond rouge de l'œil se voyait encore un reflet blanchâtre surtout marqué au niveau de la macula. La papille était blanche, les artères minces, les veines sombres. Les hémorragies étaient moins nombreuses et siégeaient de préférence au niveau des grosses veines allongées et dilatées.

Tandis qu'au début elles étaient surtout nombreuses au voisinage de la papille, elles en sont maintenant assez éloignées, vraisemblablement parce que les hémorragies centrales se sont résorbées tandis qu'il s'est formé à la périphérie de nouvelles hémorragies péri-veineuses.

Le calibre des vaisseaux, artères et veines, est interrompue par des portions bien limitées d'un blanc éclatant. d'épaisseur égale à la colonne sanguine.

Ces interruptions étaient tout à fait différentes de ce qu'on rencontre dans les pèrivasculites qui au début de notre cas existaient également sur quelques vaisseaux. Sur quelques points, surtout dans les artères ces portions intermédiaires n'étaient pas blanches mais jaunes pour devenir plus tard blanches.

Les veines présentaient encore de nombreux points dilatés noirâtres ; quelques-unes étaient entourées de taches noirâtres. Au voisinage de la macula se trouvaient de nombreuses hémorragies et la coloration du fond de l'œil y était particulièrement marquée.

Les altérations qu'à partir de ce moment Knapp constata sur le fond de l'œil consistèrent en une diminution progressive des hémorragies et de la coloration blanche du fond de l'œil. En même temps les portions intercalaires blanches des vaisseaux se multipliaient et s'allongeaient si bien qu'à la fin on ne vit plus que des cordons blancs (voir fig. 4 de Knapp trois mois après le début).

Le 28 juin. — Le fond de l'œil avait sa rougeur normale. Seule la région maculaire gardait une légère teinte blanche. Au niveau de la papille, d'un blanc de neige, se voyaient les origines des vaisseaux sous forme de cordons blancs. La plupart des vaisseaux étaient totalement transformés en cordons blancs. Il ne restait plus que deux branches vasculaires, une artère et une veine conduisant encore du sang depuis la papille jusqu'à la périphérie où on les perdait de vue. Un autre vaisseau ne contenait plus du sang qu'à son origine. Un quatrième enfin présentait un segment rougeâtre plein de sang entre deux segments blancs.

Deux des vaisseaux contenant du sang présentaient une lisière blanchâtre de périvasculite.

Au niveau de la région maculaire on remarquait un aspect spécial des rameaux vasculaires atrophiés se dirigeant vers la macula en formant deux séries parallèles.

La cécité est absolue.

Knapp rapproche son observation des faits de Michel et d'Angelucci, et la considère comme une phlébo-thrombose de la veine centrale avec compression secondaire de l'artère.

Nous ferons remarquer que cette observation de Knapp, des plus intéressantes au point de vue surtout de l'évolution, doit être rangée absolument à part de nos autres cas. Ici, en effet, nous sommes en présence d'une infection localisée toute particulière. Le plus souvent, en effet, l'érysipèle de la face, quand il détermine de la thrombose veineuse orbitaire, aboutit non pas à la thrombose de la veine centrale, mais bien à la phlébite de la veine ophtalmique. L'agent infectieux ne fait alors que traverser la veine centrale. Ici, au contraire, il y a eu vraisemblablement une sorte d'infection en retour. La rougeur et le gonflement des paupières, le chémosis, l'exophtalmie et les symptômes du début nous portent à croire qu'il y a eu d'abord phlébite ophtalmique, qui a disparu, pour laisser seulement une thrombose de la veine centrale. Ce cas jusqu'ici est unique et nous pensons que les observations ne s'en multiplieront pas. On pourrait, en effet, le qualifier de thrombose paradoxale.

Observation XIII (Dr Rochon-Duvigneaud et nous-même).

C... F., 20 ans, jeune fille bien développée, d'aspect chlorotique, vient le 3 juin 1898, consulter pour un affaiblisssement très considérable de la vision de l'œil droit survenu rapidement il y a 15 jours.

O. D. — V = Compte difficilement les doigts à 30 centimètres.

Reflexe pupillaire très incomplet mais conservé.

Ex. opht. — Veines excessivement congestionnées et tortueuses dans tous les sens, d'un volume plus considérable que ce que l'on observe dans les stases papillaires les mieux caractérisées. Hémorragies en flammèche le long des veines. Artères probablement normales comme calibre. Suffusions blanchâtres autour de la papille. Macula voilée. La papille ne fait pas de saillie appréciable.

O. G. — Normal.

En présence de l'énorme stase veineuse qui n'est pas explicable ici par un étranglement papillaire, le Dr Rochon-Duvigneaud pense qu'il s'agit d'une tuberculose de la veine centrale de la rétine, ayant déterminé des hémorragies juxta-veineuses et de l'œdème retinien.

M. le Dr Vaquez consulté admet la *chlorose* comme cause pathogénique de cette thrombose.

En effet il y a aux veines du cou un bruit de diable ; les joues sont colorées, les lèvres pâles. La malade raconte qu'antérieurement elle a eu un teint franchement chlorotique. Les urines sont tout à fait décolorées, ainsi que les règles qui sont irrégulières et peu abondantes. La malade a eu de la tuberculose des sommets très améliorée à Villepinte.

On donne de l'iodure de sodium comme traitement.

15 *juin*. O. D. — V = Compte les doigts à 1 mètre.

Réflexe pupillaire incomplet.

La papille est complètement modifiée, d'aspect très pâle. Les veines sont beaucoup moins congestionnées, les artères plutôt petites, les suffusions œdémateuses et les hémorragies résorbées sauf une hémorragie en forme de grande strie partant du bord maculaire de la papille.

A l'image droite on voit la macula criblée de petits points blanchâtres très serrés qui dessinent une étoile maculaire tout à fait complète, mais indistincte à cause du rapprochement même de ces petits points.

1er *juillet*. O D. — $V = \frac{1}{7}$.

Réflexe pupillaire incomplet.

Ex. opht. (Image droite). — La papille est pâle; les veines et les artères sont de volume à peu près normal sur la papille, les veines à une distance de la papille équivalente à 2 diamètres papillaires sont congestionnées.

Les hémorragies sont entièrement résorbées. L'étoile maculaire est très nette mais à gros grains, c'est-à-dire que les points minuscules vus à l'examen précédent (le 15 juin) se sont tassés comme la buée sur une vitre se tasse en gouttelettes.

24 *juillet*. O. D. — $V = \frac{1}{5}$.

La pupille quoique encore un peu paresseuse réagit cependant presque autant que l'autre.

Le fond de l'œil ne s'est guère modifié. Néanmoins on ne trouve plus de veines congestionnées.

Presque tous les vaisseaux sont bordés d'un liséré blanc.

18 *novembre*. O D. — $V = \frac{1}{8}$ avec — 1[D] cylindre-axe horizontal.

Réflexe pupillaire incomplet.

Distingue le vert, le rouge, le jaune, non le bleu.

Ex. opht. — Blancheur papillaire *sans lésions vasculaires* artérielles ni veineuses (type de changement d'aspect, ne permettant pas de remonter à l'état primitif).

Pas de liséré péri-vasculaire, mais quelques reflets analogues à ceux des jeunes sujets. Petit halo blanchâtre péripapillaire.

La macula paraît entourée du halo glacé des jeunes sujets. L'aire ovale maculaire est comme ombrée au fusain. Sur ce fond irrégulièrement noirâtre se détachent un petit nombre de minuscules points blancs non miroitants.

En résumé un état du fond de l'œil caractérisé par une énorme distension veineuse avec hémorragies et exsudats, s'accompagnant d'une diminution excessive de la vision (doigts à 30 centimètres) s'est amélioré dans l'espace de quinze jours au point que les vaisseaux étaient à peu près revenus à leur état normal, et la vision remontée à $\frac{1}{7}$ et plus tard $\frac{1}{5}$. Puis la papille a pris un aspect atrophique, la vision est retombée à $\frac{1}{8}$; après cette période la malade n'a plus été revue.

Cette évolution nous semble justifier, dans la mesure du possible, le diagnostic porté au début. Un thrombus oblitérant la veine centrale, puis se désagrégeant et permettant le retour de la circulation, explique mieux que toute autre hypothèse les deux premières phases de l'affection. Quant à la troisième phase, décoloration papillaire, peut-être faut-il y voir l'expression des altérations sclérosiques qui peuvent succéder à tout état inflammatoire ou même simplement congestif.

TROISIÈME PARTIE

THROMBOSE DE LA VEINE CENTRALE DE LA RÉTINE

HISTORIQUE

Tandis que l'embolie de l'artère centrale de la rétine a été reconnue depuis longtemps (Jæger, 1854), et fort bien étudiée tant au point de vue clinique qu'anatomo-pathologique, il est singulier de constater que l'histoire de la thrombose de la veine centrale est de date relativement récente et que particulièrement en France ce soit une affection presque méconnue. Les travaux pourtant si complets de Michel, d'Angelucci, Weinbaum, etc., ont eu si peu de retentissement qu'à l'exception du *Traité des maladies des yeux* du Pr Panas, nos classiques n'en font même pas mention.

On voit assez fréquemment dans les cliniques d'ophtalmologie des cas d'hémorragies rétiniennes unilatérales, qu'on ne peut rapporter aux causes ordinaires, telles que néphrite chronique, diabète. Il y a longtemps qu'on a reconnu que ces hémorragies devaient se rapporter à une affection vasculaire ou à des troubles de circulation locale, mais les examens anatomiques manquaient pour établir leur nature exacte.

Leber dans le *Græfe-Sœmich* s'est occupé de ces cas, et, recherchant leur étiologie, il met en première ligne la dégénérescence vasculaire et les affections cardiaques; il remarque cependant que ces hémorragies sont presque toujours unilatérales, s'établissent brusquement, fait bien étrange dans l'hypothèse d'une affection vasculaire généralisée, ou d'une lésion cardiaque. Il semblerait logique qu'en ces cas les deux yeux soient atteints. Aussi soupçonnait-il des embolies multiples des petites branches de l'artère centrale, ou bien des thromboses veineuses.

Il rapporte une observation de thrombose circonscrite d'une veine rétinienne : « Celles-ci (les veines) se trouvaient doublées ou triplées de volume et s'accusaient par une coloration extraordinairement foncée, presque noirâtre. Le bout papillaire, avec les ramifications qui appartiennent à cette veine, se trouvait presque filiforme ». Malheureusement, aucun examen anatomique ne fut pratiqué, aussi ne pouvons-nous que signaler cette impression de Leber, sans rien en conclure.

Bouchut, qui eut le mérite d'attirer l'attention sur la valeur des signes ophtalmoscopiques dans un grand nombre d'affections générales et tout particulièrement dans les affections cérébrales des enfants, insiste à plusieurs reprises sur la thrombose des veines rétiniennes, dans la thrombose des sinus de la dure-mère.

Il rapporte (1) 38 cas de thrombose des sinus et dans une dizaine d'observations admet la thrombose des veines

---

(1) *Gazette des hôpitaux*, 1879.

rétiniennes. Mais aucune de ses observations n'est explicite, et pas une seule fois l'idée lui vint d'examiner microscopiquement ces veines soi-disant thrombosées.

Voici ses descriptions :

« Les veines tortueuses, grosses, dilatées sont le siège de thromboses. »

« Les papilles sont fortement voilées par l'hypérémie, rouges, diffuses, grisâtres, avec de l'œdème ; les veines de la rétine sont particulièrement distendues, et l'une d'elles en haut présente une forte thrombose. »

« On constate de l'œdème papillaire qui masque le limbe de la papille ; les veines rétiniennes sont très dilatées et flexueuses ; et dans l'œil droit, à l'émergence de ces veines et de la papille, se voit une thrombose veineuse signalée par une dilatation partielle plus grande des vaisseaux et une coloration brune très marquée. »

Dans la plupart de ces cas l'autopsie fut faite ; on trouve un caillot dans le sinus latéral, mais on n'examine point les yeux.

En l'absence d'examen anatomique, nous sommes obligés de rejeter ces cas, et d'ailleurs la description même qu'en donne Bouchut, nous incline à croire qu'il s'agissait le plus souvent d'une stase veineuse sans thrombose. Nous verrons en effet que l'œdème de la papille signalée partout par Bouchut ne se rencontre pas dans la thrombose de la veine centrale, tandis qu'il est un signe de stase.

En 1878 *Michel* (1), le premier, établit nettement

(1) Michel. Die spontane thrombose der Vena Centralis. *Arch. für Ophtal.*, vol. 24, fasc. 2, 1878, p. 37.

l'existence de la thrombose de la veine centrale, et l'on doit lui en attribuer sans conteste la paternité. Dans son important travail fondé sur sept observations, il rapporte *in extenso* quatre observations dont la première fut suivie d'un examen anatomique concluant. Il donne une description clinique de cette nouvelle affection et en fixe d'une façon précise la symptomatologie. Nous aurons dans un instant à discuter en détail le mémoire de Michel.

En 1879 et 1880 *Angelucci*, en trois publications (1), nous rapporte quatre cas de thrombose de la veine centrale avec trois examens anatomiques détaillés. Une de ses observations répond tout à fait au tableau de Michel, les autres en diffèrent notablement et établissent l'existence d'une forme clinique nouvelle.

En 1885 *Knapp* (1) nous cite un cas des plus intéressants de thrombose de la veine centrale après un érysipèle de la face.

En 1888 *Lancial* (2), dans son excellente thèse sur la thrombose des sinus de la dure-mère, s'exprime ainsi :

« Un point important dont nous n'avons pas encore parlé, c'est l'obstruction de la veine centrale de la rétine. Cette thrombose se révèle à l'ophtalmoscope par le gonflement des veines de la rétine qui sont plus ou moins tortueuses et plus ou moins gonflées de sang. On peut

---

(1) Angelucci. *Klin. Monatsbl.*, 1878.
— — 1879.
— — 1880.
(2) Knapp. *Arch. f. Augenh.*, t. XIV, p. 257, 1885.
(3) Lancial. *Thèse*, Paris, 1888, n° 279.

aussi voir de l'œdème de la papille ou même les signes de l'hémorragie rétinienne qui expliquent suffisamment les troubles de la vision (cas de Dowse, obs. XXVIII). Mais somme toute la thrombose rétinienne est assez rare parce que la veine centrale, avant de se jeter dans le sinus caverneux, offre un système veineux disposé en réseaux (Festul) qui lui permet de s'unir aux veines voisines et par conséquent de bénéficier d'une circulation collatérale. Il n'en est pas moins conseillé de pratiquer l'examen ophtalmoscopique dans les cas où l'on soupçonne une thrombose des sinus caverneux. »

Nous nous sommes reportés à ce cas de Dowse (1) cité par Lancial.

Le voici :

Homme de 23 ans, robuste.

Il y a plusieurs jours, bousculé par la foule, il tomba en arrière sur l'occiput. Un moment étourdi, il se remet en marche pendant plus d'un kilomètre.

Le lendemain la région occipitale est fortement gonflée. Trois jours après, apparaissent des maux de tête très violents généralisés, non continus, provoqués par les mouvements de la tête. Quelques vertiges et frissons.

Le 1er novembre. — La vue s'obscurcit, et en quelques heures il est devenu complètement aveugle.

Examen ophtalmoscopique. — Pupilles dilatées et immobiles.

Papilles gonflées, œdémateuses, couvertes de petites taches de sang extravasé.

Les veines sont dilatées et tortueuses.

---

(1) *Transaction of the Clinical Society*, 1876, p. 47.

Entre à l'hôpital le 5 novembre 1874.

La cécité ne varie pas jusqu'à la mort arrivée le 21 décembre, à la suite d'un érysipèle de la peau.

Autopsie. — Occlusion complète des deux sinus caverneux par des masses fibroïdes adhérentes à leur paroi.

Veines de Galien libres. Artères normales, etc.

Il nous est impossible, en face de cette description, de conclure comme Lancial, à une thrombose de la veine centrale. Rien en effet ne nous y autorise. La bilatéralité de la lésion, l'œdème papillaire, l'absence de tout examen anatomique, nous font éliminer cette observation. Le fait de la présence de quelques petites taches de sang extravasé est loin d'être un signe absolu de thrombose ; cela peut se concevoir dans une simple stase papillaire, et de plus nous ne saurions oublier que ce malade a subi un traumatisme violent. En somme, dans cette observation comme dans celles de Bouchut, nous pensons qu'il s'agit de stase veineuse très accentuée, mais non de thrombose. Y aurait-il eu d'ailleurs dans ces cas réellement thrombose de la veine centrale, le fait de la coexistence de la thrombose de la veine ophtalmique et des sinus caverneux nous donnerait un tout autre tableau clinique que celui que nous voulons étudier, c'est-à-dire la thrombose primitive de la veine centrale, et il nous paraîtrait impossible de séparer alors ce qui appartient à la thrombose de la veine ophtalmique et ce qui ressort de la thrombose de la veine centrale.

En 1889, *de Wecker* (1) dans son édition de 1889 n'a

(1) Wecker. Traité d'ophtalmologie, t. IV, p. 74. 1889.

probablement pas eu connaissance des faits de Michel et d'Angelucci, car il écrit :

« La démonstration anatomo-pathologique de la thrombose des vaisseaux rétiniens reste à faire.

« On a bien trouvé, quand les vaisseaux de rétine étaient, avec coexistence d'hypertrophie cardiaque, le siège de dégénérescence graisseuse telle qu'ils étaient transformés en des cordons blanchâtres et que la lumière fort rétrécie renfermait de même quelques masses graisseuses ou d'aspect graisseux (Manz), masses qu'on suppose provenir d'une thrombose et non d'un embolus; mais il n'existe pas d'observations d'un véritable thrombus dont la nature pathologique aurait été incontestablement établie par les rapports qu'il affectait avec les parois vasculaires ambiantes. »

Nous avons vainement cherché dans cet ouvrage le nom même de thrombose de la veine centrale.

En 1890, *Kœnig* (1), dans sa thèse fort documentée d'ailleurs sur l'artério-sclérose oculaire, ne prononce pas non plus le mot de thrombose veineuse; il ne s'occupe que des thromboses artérielles.

En 1891, dans l'Atlas de Wecker et Masselon, nous voyons reproduite une thrombose d'une branche périphérique de la veine centrale.

En 1892, *Weinbaum* (2) rapporte un cas des plus intéressants de glaucome hémorragique où l'examen ana-

---

(1) Kœnig. De l'artério-sclérose de l'œil. *Thèse*, Paris, 1889-90, nº 117.
(2) Weinbaum. *Arch. für Ophtalm.*, vol. 38, fasc. 3, 1892.

tomique montra une thrombose de la veine centrale, tandis que l'artère centrale était absolument indemne.

La même année *Wagenmann* (1) dans un mémoire très documenté, rapporte trois examens microscopiques de glaucomes hémorragiques.

Dans la première observation on avait ophtalmoscopiquement le tableau clinique décrit par Michel. L'affection se termina par du glaucome hémorragique et l'examen anatomique montra des embolies multiples artérielles.

La seconde montra anatomiquement une thrombose partielle de la veine centrale.

La troisième permit de constater des thromboses multiples artérielles et veineuses, sans que pour cela il y eût thrombose de la veine centrale.

En 1893, *Randolph* (2) rapporte un cas qui nous paraît très net de thrombose de la veine centrale survenue au cours d'une méningite cérébro-spinale. L'examen anatomique n'a pas pu être pratiqué.

En 1894, dans son traité d'ophtalmologie, M. *Panas* (3) consacre un court article à la thrombose de la veine centrale de la rétine. Il analyse très brièvement les travaux de Michel, Angelucci, Wenibaum et Wagenmann et termine ainsi : « La conclusion de tous ces faits c'est que la thrombose de la veine centrale, en tant qu'entité morbide, n'est pas encore définitivement assise. »

---

(1) Wagenmann. *Arch. für Ophtalm.*, vol. 38, fasc. 3, 1892.

(2) Randolph. Eye symptom of cerebro-spinal meningitis, t. XII. *Ophtal. Review*, p. 376, 1893.

(3) Pr Panas. Traité des maladies des yeux, 1894, t. I. p. 630.

En 1896, MM. *Truc* et *Valude* (1), dans leurs Éléments d'ophtalmologie, mentionnent en six lignes la thrombose de la veine centrale.

En 1897, *Fuchs* (2), dans la cinquième édition de son traité, rapporte brièvement comme un fait bien établi la thrombose de la veine centrale et cite Michel et Knapp. Il donne une figure de cette affection.

Enfin, dans l'Atlas-manuel d'ophtalmoscopie de *Haab* (édition française de Terson) qui vient à peine de paraître, nous trouvons une figure de thrombose partielle de la veine temporale supérieure, et un dessin très intéressant de thrombose de la veine centrale, absolument comparable à la figure 1 des dessins de Knapp, que nous reproduisons dans notre thèse.

Nous avons rapporté longuement cet historique, car il s'agit là, comme on a pu le voir, d'une affection peu connue et qui ne prend que difficilement droit de cité.

Le travail de Michel date de 1878, ceux d'Angelucci de 1878 à 1880, et cependant, en 1889, de Wecker n'en fait aucune mention, les traités de Nimier et Despagnet, d'Abadie, les articles de M. Delens dans le Traité de chirurgie, sont muets à son égard ; M. Panas lui accorde vingt lignes et conclut « qu'en tant qu'entité morbide elle n'est pas encore définitivement assise » ; MM. Truc et Valude ne font que la signaler en passant. Et dans tous les traités, les manuels les plus résumés, s'étale

---

(1) Truc et Valude. Éléments d'ophtalmologie, t. II, p. 356.

(2) Fuchs. *Manuel d'ophtalmologie*, 2e édition française, 1897, traduction des Drs Lacompte et Deplat.

l'embolie de l'artère centrale qui, consacrée par de Grœfe dès 1859, règne incontestée.

Nous voudrions donner à la thrombose de la veine centrale la place importante qu'elle doit occuper. N'est-ce point une bonne fortune pour l'oculiste, en face de certains cas déconcertants d'hémorragie rétinienne, de pouvoir, comme le souhaitait Leber, poser parfois un diagnostic précis. La thrombose de la veine centrale de la rétine doit tailler son domaine dans une série de cas embarrassants, où l'on parlait autrefois d'épanchement sanguin dans le nerf optique, d'embolie de l'artère avec signes anormaux (voy. le cas IV d'Angelucci), et où souvent aucun diagnostic ne paraissait certain.

La thrombose de la veine centrale a tout ce qui lui faut pour être admise dès maintenant. Elle est nettement établie par un nombre respectable d'examens anatomiques, faits minutieusement, et qui ne laissent pas place au doute.

Voyons en effet son bilan :

EXAMENS MICROSCOPIQUES	
Michel.	1
Wagenmann..	1
Weinbaum.	1
Angelucci.	3
	6

EXAMENS CLINIQUES	
Michel.	7
Wagenmann..	1
Weinbaum.	1
Angelucci.	4
Knapp.	1
Randolph.	1
Personnel.	1
	16

Ne peut-on dire qu'une affection dont on connaît 16 cas, et qui sur ce nombre a fourni le chiffre énorme de

6 examens microscopiques concluants, mérite une place dans le cadre nosologique.

C'est d'ailleurs l'avis non seulement, bien entendu, de Michel, Angelucci, Wagenmann, de Knapp, mais encore du Pr Fuchs qui, dans la première édition française de son manuel de 1892, imprimait en petits caractères sa description de la thrombose de la veine centrale, tandis qu'en sa dernière édition de 1897, la thrombose de la veine centrale vient immédiatement après l'embolie de l'artère centrale, sur le même pied typographique, avec les honneurs d'une figure.

Nous serions heureux si nous pouvions quelque peu contribuer à vulgariser dans notre pays la connaissance d'une affection, qui nous paraît avoir fait ses preuves, et qui, vraisemblablement, quand elle sera mieux connue, nous paraîtra plus fréquente qu'on ne le croirait actuellement.

ÉTIOLOGIE. — PATHOGÉNIE

Les développements dans lesquels nous sommes entrés à propos de la thrombose veineuse en général nous permettront d'abréger ce chapitre.

Sur les 16 cas que nous venons de citer nous trouvons :

Artério-sclérose, 9 fois (7 cas de Michel, 1 de Wagenmann, 1 d'Angelucci).

Infection généralisée, 3 fois (1 d'Angelucci : rhumatisme articulaire suraigu, 1 de Weinbaum : pneumonie antérieure ?, 1 de Randolph : méningite cérébro-spinale).

Infection localisée, 1 fois (Knapp : érysipèle de la face).

Dyscrasie, 1 cas de chlorose.

La localisation de la thrombose à la veine centrale n'est pas difficile à comprendre. En ce point la veine est tortueuse, elle présente un coude très marqué. Rappelons que la thrombose veineuse se produit particulièrement au point de confluence des veines de toute une région. La veine centrale réalise ce type. Le caillot est situé généralement à 1 millimètre en arrière de la lamina cribrosa. C'est qu'à ce point se réunissent les deux branches qui ferment la veine centrale. C'est donc immédiatement après leur point de réunion, comme nous le trouvons indiqué dans deux des examens microscopiques, au point de frottement maximum du sang que se forme le caillot.

Comment agissent les trois grandes causes : artério-sclérose, infections, chlorose, que nous avons rencontrées ?

Dans l'*artério sclérose,* les altérations artérielles et veineuses, les lésions cardiaques et pulmonaires, entraînent le ralentissement du cours du sang. Le sang présente lui-même des altérations par suite de l'insuffisance de l'hématose. La stase d'un sang modifié se produisant dans des veines à parois altérées entraîne la thrombose.

Dans les *infections,* nous rentrons de plain-pied dans la généralité des thromboses. L'infection engendre *pri-*

mitivement (comme l'indique nettement l'observation V d'Angelucci) *une phlébite et une péri-phlébite* qui, singulièrement aidée par le ralentissement du sang par lésions cardiaques, comme nous le voyons noté dans la plupart de nos observations, donne lieu à la thrombose.

Nous avons développé longuement la fréquence des thromboses *dans la chlorose* et les diverses pathogénies qu'on a proposées. Nous n'y reviendrons pas.

Un point remarquable est le rapport entre la thrombose veineuse oculaire et les affections générales telles qu'artério-sclérose et infections.

Bien que ce soit là une notion courante, nous ne craignons pas d'y insister car la thrombose de la veine centrale est tout particulièrement intéressante sous ce rapport.

La phrase de M. Panas : « bientôt l'examen ophtalmoscopique des malades sera aussi nécessaire que l'auscultation, la percussion ou l'examen des urines », se vérifie tous les jours. Depuis l'Atlas de cérébroscopie de Bouchut, cette question a fait de grands progrès. En effet, non seulement l'ophtalmoscope montre la terminaison d'un nerf crânien et de vaisseaux cérébraux si bien qu'on a pu dire avec raison que la papille n'est que la projection de la substance cérébrale, mais aussi il montre les lésions oculaires d'affections générales.

« C'est par des phénomènes dépendant des désordres de la circulation que se manifestent souvent les débuts de l'artério-sclérose. Oblitération ou rupture des vaisseaux, tels sont les signes que la dégénérescence artérielle révèle. Dans les centres nerveux ce sera l'ictus apoplectique de l'hémorragie ou la déchéance progressive des fonctions intellectuelles, les paralysies, l'aphasie, signes de ramollissement. Ces accidents ont pu être annoncés par des hémorragies rétiniennes, signe précieux entre tous, révélateur fidèle de l'état du système vasculaire général. Celles-ci tirent leur valeur de la facile exploration de l'œil et l'on peut dire qu'en général elles ont une importance séméiologique considérable » (1).

A la suite de l'étude que nous avons entreprise nous demeurons convaincu que beaucoup d'hémorragies rétiniennes des vieillards sont dues à la thrombose de la veine centrale. Nous allons donc maintenant nous efforcer d'en tracer un tableau clinique assez net pour que l'on puisse facilement la reconnaître.

ANATOMIE PATHOLOGIQUE

Les cinq examens microscopiques qui sont relatés dans nos observations vont nous permettre d'établir la description des lésions oculaires du fait de la thrombose de la veine centrale.

Nous allons successivement examiner :

1° *La thrombose veineuse et l'état de la veine centrale ;*

2° *L'état de l'artère centrale ;*

3° *Le nerf optique ;*

---

(1) *Thèse* de Kœnig, citée.

4° *La rétine et ses vaisseaux.*

1° **Thrombose veineuse et veine centrale.** — Angelucci a eu la bonne fortune d'examiner un cas deux jours après la formation du thrombus. Le thrombus était situé à 1 millimètre en arrière de la lamina cribrosa; il était uniquement composé de fibrine et de leucocytes; il adhérait intimement à la paroi veineuse sur le tiers de sa circonférence, partout ailleurs existait entre la paroi et le thrombus un espace libre dans lequel se trouvaient des hématies.

La paroi veineuse était un peu épaissie.

C'est en somme le caillot saisi au début même de son évolution.

Dans un autre fait d'Angelucci, la thrombose date de deux mois. Le thrombus est situé à un millimètre en arrière de la lamina cribrosa. Il oblitère complètement la lumière du vaisseau. Il est composé d'une masse de fibrine, mais l'organisation est commencée; aussi rencontre-t-on au milieu de cette fibrine amorphe et brillante des cellules fusiformes, allongées, quelques leucocytes et de nombreux noyaux cellulaires.

La paroi veineuse est épaissie, infiltrée de leucocytes; la gaine veineuse est distendue par des amas de leucocytes.

Là (Angelucci, Obs. VI), la thrombose date de trois mois; on trouve, à un millimètre en arrière de la papille, un caillot incolore et brillant de fibrine. Après coloration par l'hématoxyline, on voit se détacher sur le thrombus des groupes de noyaux cellulaires « si multipliés en certains points qu'on doit admettre un commencement d'organisation ».

Ce caillot adhère fortement à la paroi qui est triplée de volume, infiltrée de leucocytes ; la gaine veineuse est dilatée par des amas de leucocytes. Dans le voisinage immédiat de la veine, il s'est fait un exsudat cellulaire abondant, composé de leucocytes et d'hématies ; cet exsudat comprime l'artère centrale au point d'en effacer presque la lumière.

L'observation de Wenibaum nous montre une thrombose datant de cinq mois. On trouve à 1 millimètre en arrière de la lame criblée un thrombus de 3/4 de millimètre de longueur, n'adhérant pas complètement à la veine, composé « d'une charpente de cellules fusiformes et de fibres circonscrivant des espaces circulaires dans lesquels se trouvent des cellules elliptiques, allongées, bien limitées contenant un protoplasma mince et un ou plusieurs noyaux ronds ». Plusieurs de ces noyaux présentent des figures de karyokinèse.

L'endothélium est épaissi, la paroi veineuse est infiltrée de leucocytes au niveau du thrombus.

Wagenmann nous présente un cas vieux de plus d'un an. On trouve une thrombose en arrière de la lame criblée, adhérente à la paroi, n'occupant pas toute la lumière veineuse, formée d'une masse finement granuleuse, sans noyaux, se colorant en rouge par l'éosine, et renfermant quelques fibres courtes mais épaisses.

L'endothélium a proliféré par places, la paroi veineuse est épaissie, et cet épaississement existe encore en deçà et au delà du thrombus, tandis que les altérations endothéliales disparaissent hors du point thrombosé.

La gaîne périveineuse est infiltrée de leucocytes.

Michel enfin, dix-huit mois après la thrombose, trouve à 6 millimètres en arrière de la papille un caillot de 1 millimètre et demi de longueur complètement organisé. C'est une « masse riche en noyaux formée de cellules plates à noyaux fusiformes, de noyaux entourés de manchons protoplasmiques et de leucocytes. Entre les éléments cellulaires sont dispersées de fines fibres. » Ce caillot adhère presque partout à la veine, dont les parois sont épaissies.

En arrière du thrombus et s'étendant jusqu'au point d'entrée de la veine dans la papille, se trouve une masse amorphe, coagulée, qui remplit également les veinules de la gaine lymphatique (mais seulement jusqu'au niveau du caillot). Cette masse amorphe se prolonge au delà du thrombus mais sur une étendue de deux millimètres seulement.

Ces divers examens nous montrent la formation du caillot leucocytes et fibrine (voir thrombose en général), puis son organisation, son envahissement par des cellules fusiformes qui peu à peu se disposent en vaisseaux de nouvelle formation. C'est ainsi que sur la figure donnée par Weinbaum, on voit les orifices de deux petits vaisseaux. La paroi veineuse est toujours épaissie, le plus souvent infiltrée de leucocytes; sa gaine lymphatique est dilatée par des amas de leucocytes.

Les altérations de l'endothélium sont constantes et déjà, en 1878, Michel écrivait : « Il semble, au point de vue histologique, que ce caillot soit en rapport avec une lésion de la paroi interne, d'autant plus que l'adhérence entre l'un et l'autre est complète. Cette observation vient à l'appui de ce que Cornil, Ranvier, Thiersch, Waldeyer et, plus récemment, Baumgarten ont prétendu, à savoir que la prolifération de l'endothélium vasculaire joue le principal rôle dans la thrombose. »

Le thrombus est généralement situé à un millimètre derrière la lame criblée.

2° **État de l'artère centrale.** — Les altérations de l'artère sont inconstantes. Parfois absolument indemne chez les artério-scléreux, elle peut être le siège d'une périartérite peu intense, d'une infiltration calcaire, d'une endartérite légère. Jamais on n'a trouvé sa lumière obstruée. Dans deux observations d'Angelucci, elle était comprimée, au niveau du thrombus veineux, par un exsudat assez abondant pour presque effacer sa lumière. Angelucci pensait même que cette compression expliquait l'absence d'hémorragies en ces cas, le sang ne pouvant pénétrer dans la rétine. Mais il est des faits où cette compression n'existait pas et où cependant il n'y avait pas d'hémorragies. Il faut donc chercher une autre explication.

3° **Nerf optique.**— Au bout d'un temps variable (3 mois environ), le nerf optique s'atrophie. Macroscopiquement, il est plus petit que normalement, grisâtre. Ses gaines sont souvent dilatées.

Au microscope, les fibres nerveuses s'atrophient. Dans l'observation de Wagenmann, on ne voyait plus aucune fibre nerveuse intacte. Le tissu conjonctif interfasciculaire prolifère, puis se rétracte, devient plus dense et étouffe les éléments nerveux.

Dans le cas de Michel, la gaine piale présentait une

prolifération endothéliale, donnant l'aspect d'élevures irrégulières ; il y avait de petites hémorragies provenant de veinules tributaires de la veine centrale.

4° **Rétine et vaisseaux périphériques.** — Le premier phénomène est l'œdème de la rétine et les hémorragies. L'œdème rétinien s'arrête toujours à la couche granuleuse interne. Il se constitue par une accumulation de liquide dans les diverses couches internes. Cet œdème donne une netteté anormale aux fibres de soutien.

Les hémorragies, inconstantes, se font aussi dans les couches internes de la rétine. Weinbaum rapporte qu'une hémorragie abondante avait partiellement dissocié la rétine en deux feuillets. Cette hémorragie avait fini par érailler la limitante interne et en quelques points des gouttelettes de sang s'imprimaient sur le corps vitré.

Plus tard, l'œdème se résorbe, les hémorragies s'effacent et, dans les cas anciens, on ne trouve plus que des hématies déformées et décolorées, du pigment hématique et des flocons irréguliers de fibrine.

Il se produit une hypertrophie des fibres de soutènement qui a pu aller (Michel) jusqu'à former des tractus soudés à la choroïde, et dont la rétraction inégale avait plissé la rétine. Les couches internes de la rétine, c'est-à-dire la couche des fibres nerveuses et celle des cellules ganglionnaires, s'atrophient et peuvent complètement disparaître.

Ce n'est qu'exceptionnellement et sur des points très limités qu'on a pu trouver des altérations atrophiques des cônes et des bâtonnets dans les cas de glaucome. L'épithélium pigmentaire est toujours indemne.

Si l'on se souvient que les vaisseaux rétiniens n'irriguent que les couches internes de la rétine et s'arrêtent à la couche intergranuleuse, on concevra la limitation de ces lésions.

La papille s'atrophie complètement à la longue et prend cet aspect blanc éclatant des atrophies les plus caractérisées (voir fig. de Knapp). Les artères périphériques rétiniennes présentent le plus souvent les altérations de l'artério-sclérose. Dans les cas d'Angelucci, elles étaient intactes.

Les gaines périveineuses sont généralement plus altérées, dilatées irrégulièrement par des infiltrations leucocytaires diffuses ou en foyer. On y trouve parfois des épanchements sanguins ; elles peuvent être entourées d'extravasats sanguins.

En même temps que l'atrophie papillaire peut se produire dans les cas anciens, l'atrophie des vaisseaux rétiniens, et les figures de Knapp en sont un exemple saisissant.

Mais il peut très bien n'en pas être ainsi, et Angelucci nous raconte qu'il revit un malade cinq ans après sa thrombose ; les vaisseaux avaient gardé exactement leur aspect primitif, si bien que deux dessins faits d'après nature, à cinq ans d'intervalle, se superposaient exactement.

Enfin, dans les cas de thrombose incomplète, il ne se produit ni atrophie rétinienne, ni atrophie vasculaire, et les vaisseaux peuvent reprendre leur configuration normale. C'est ainsi que dans notre cas personnel les vaisseaux ont repris leur calibre, il n'y a plus de liséré périvasculaire, mais quelques reflets analogues à ceux des jeunes sujets ; la papille est un peu blanche, la macula paraît entourée du halo glacé des enfants, et sur le fond de la fovea centralis, comme ombrée au fusain, se détachent quelques microscopiques points blancs.

Les autres parties de l'œil ne présentent pas d'altérations spéciales. On a seulement signalé (Michel) quelques néoformations vasculaires dans le corps vitré et quelques troubles cristalliniens.

DESCRIPTION CLINIQUE

Avant d'aborder l'étude clinique, nous allons résumer en quelques lignes les conditions de la circulation veineuse de la rétine.

De l'ora serrata convergent les rameaux veineux vers la papille, qu'ils abordent en deux troncs ; ces troncs se réunissent en un seul, la veine centrale, qui pénètre dans le nerf optique et s'en dégage dans l'orbite pour s'ouvrir soit dans la veine ophtalmique supérieure, soit plus souvent dans le sinus caverneux. Le réseau de Festal dont nous avons parlé n'existe qu'après la sortie de la veine centrale hors du nerf optique.

Au niveau de la macula, les veines sont de très petit calibre et ferment des anses capillaires autour de la fovea, qui elle-même est nourrie uniquement par le réseau choroïdien sous-jacent. En effet, les vaisseaux rétiniens n'irriguent que les couches internes de la rétine et précisément ces couches manquent au niveau de la fovea.

Leber puis Wolfring ont bien décrit des anastomoses au niveau de la lumina cribrosa, entre la couronne scléroticale de Zinn (formée par des branches des artères ciliaires courtes postérieures) et des branches de l'artère centrale. Parfois même un petit vaisseau de la couronne de Zinn penche directement dans la papille, s'y réfléchit sur son bord et se dirige vers la macula.

Mais cette description de Leber ne vise que les artères et non les veines.

Nous pouvons conclure que la circulation veineuse rétinienne se résume tout entière en la veine centrale sans aucune anastomose. La thrombose complète de la veine centrale entraîne donc l'arrêt absolu de la circulation veineuse.

De l'étude des seize observations que nous citons comme thrombose de la veine centrale, il nous paraît ressortir clairement que, dans cette affection, on rencontre un certain nombre de signes cardinaux qu'on observe dans tous les cas et qui en sont comme la signature. Mais, à côté de ces symptômes primordiaux, il en existe quelques autres qui légitiment d'emblée une division essentielle en deux formes : forme des vieillards liée à l'artério-sclérose, forme des jeunes sujets liée vraisemblablement à la phlébite et la périphlébite infectieuse.

Nous allons d'abord nous occuper des symptômes communs, les vrais indices de la thrombose de la veine centrale.

Ils sont au nombre de cinq :

1° Début brusque des accidents.

2° Vision fortement compromise d'emblée.

3° Modifications des vaisseaux.

a) Artères minces, pâles.

b) Veines très dilatées, de coloration foncée.

4° Papille et rétine troubles.

5° Papille non saillante.

Quant aux hémorragies, bien qu'elles soient un signe très fréquent, qu'elles aient une physionomie clinique spéciale, comme elles manquent dans une forme de l'affection que nous étudions, nous ne pouvons les ranger dans les symptômes constants.

Revenons à ces signes cardinaux.

Et tout d'abord avant de les étudier en détail, remarquons que c'est leur ensemble qui nous permet de poser le diagnostic de thrombose de la veine centrale, tandis que pris isolément, ils se rencontrent dans un très grand nombre d'affections oculaires des plus différentes.

Cette remarque importante faite, il n'en reste pas moins vrai que certains de ces signes ont une physionomie particulière, ce qui nous engage à les examiner de plus près.

1° **Début brusque des accidents.** — Michel, dans son travail inaugural, insiste beaucoup sur la soudaineté de l'affaiblissement visuel. Dans les sept cas qui lui ont permis d'établir sa description, toujours l'affaiblissement marqué de l'acuité visuelle était apparu en quelques minutes, quelques secondes même, plusieurs fois au réveil, sans prodrome ni aucune sensation subjective. Dans toutes nos observations se trouve expressément notée cette brusquerie du début. Ici le malade, tout en travaillant, « à 5 heures de l'après-midi », s'aperçoit qu'il ne voit plus de l'œil gauche; là « brusquement survient une cécité complète de l'œil gauche dans la nuit du 9 au 10 octobre », etc.

Il est vrai qu'assez souvent en clinique oculaire nous voyons des malades s'apercevoir fortuitement d'un trouble de la vision qui remontait quelquefois fort loin, et dans ces cas ils racontent toujours que leur vision s'est brusquement affaiblie, mais, en présence de l'universalité du récit de nos 16 patients, on ne peut en nier l'exactitude.

2° **Vision fortement compromise d'emblée.** — Michel faisait observer avec insistance que l'affaiblissement de la vision, tout en étant toujours très considérable (dans la grande majorité des cas les sujets en sont réduits à compter les doigts à 0m,50, 1m ou 0m,20, etc.), n'était jamais aussi marqué que dans l'embolie de l'artère centrale; jamais la vue n'était complètement éteinte, et même quelquefois il se produit ultérieurement une amélioration notable.

Ce fait, parfaitement exact dans nombre de cas et la règle dans la forme des artério-scléreux, est loin d'être absolu. Angelucci, dans trois de ses observations, nous fait assister à une brusque cécité totale, tellement identique à celle de l'embolie de l'artère centrale, que la première impression et le premier diagnostic fut toujours orienté de ce côté. De plus, contrairement à plusieurs des cas de Michel, cette cécité resta irrémédiable.

Il est donc plus exact d'exprimer ainsi ce second signe : vision fortement compromise d'emblée, et dans ce cas parfois susceptible d'amélioration, ou bien cécité totale d'emblée et irrémédiable. Si nous nous rappelons que la veine centrale est la seule veine qui ramène le sang de la rétine, car les réseaux anastomotiques dont parle Lancial, réseaux décrits par Festal, n'existent qu'après la sortie de la veine centrale hors du nerf optique, nous ne nous étonnerons pas de cette brusque et considérable diminution de la vision allant jusqu'à la cécité. Les éléments de la rétine sont tellement délicats, que le plus léger trouble circulatoire les impressionne vivement, tout particulièrement au niveau de la macula, le seul point de la vision distincte, région où la rétine est le plus mince et le plus vulnérable.

[Mais pourquoi chez les vieillards artério-scléreux, où il y a des hémorragies considérables, n'y a-t-il pas cécité totale, alors qu'on l'observe chez les jeunes gens qui ne présentent pas d'hémorragies? Serait-ce que le fait de l'hémorragie serait une sorte de détente de la stase vasculaire qui, si elle atteint une trop forte tension, supprimerait d'emblée la fonction de la rétine?]

3° **Modifications vasculaires.** — a) *Artères minces et pâles.* — Nous retrouverons également ce fait indiqué dans toutes nos observations « artères étroites et minces », « artères rétrécies, pâles et comme vides de sang ». Dans le cas de Knapp à son premier examen, les artères n'étaient pas visibles du tout et plus tard, quand elles redevinrent apparentes, elles n'avaient plus « que la moitié ou même le tiers de leur calibre normal. »

Ce fait peut s'expliquer de diverses sortes : le plus souvent la veine thrombosée comprime l'artère centrale soit directement, soit par l'intermédiaire de sa gaine souvent distendue par des leucocytes ou par le liquide œdémateux. Il est très probable que dans le cas de Knapp que nous citons tel a été le mécanisme de cette surprenante disparition totale des artères au premier examen.

Dans d'autres cas, chez nos artério-scléreux, nous voyons souvent l'artère centrale touchée par la sclérose; elle est épaissie et présente une endartérite marquée, un dépôt calcaire.

b) *Veines très dilatées, de coloration foncée.* — Voilà certainement le symptôme le plus important de cette affection : c'est aussi celui qui a le plus frappé les observateurs qui insistent tous sans exception sur cet aspect. Il n'y a que l'obs. II d'Angelucci où les veines ne soient pas dilatées. « On remarque que les veines aussi bien que les artères sont plus étroites que normalement et par places paraissent vides de sang. On ne constate aucune pulsation dans ces espaces vides. »

Il est vrai que dans ce cas le sujet était atteint de rhumatisme articulaire aigu, d'insuffisance cardiaque avec myocardite très prononcée, qu'on trouva à l'autopsie un épanchement liquide sous la pie-mère, qu'il est noté que la veine centrale faisait un coude par rapport à l'artère qu'elle croisait en X, que l'artère elle-même était le siège d'une incrustation calcaire : toutes raisons qui expliquent que l'artère centrale ayant été elle-même presque vide de sang, il n'ait pu s'établir en amont de la veine thrombosée une exagération de tension sanguine.

Quoi qu'il en soit, les 15 autres observations paraissent calquées les unes sur les autres.

Partout il n'est bruit que de veines énormément dilatées, allongées, tortueuses, serpentines, vermiformes, ayant deux ou trois fois leur calibre normal.

Dans deux observations les descriptions se rencontrent « veines extraordinairement distendues, de coloration très foncée, *comme cela ne s'observe jamais* dans les plus fortes stases papillaires par névrite optique ». Voilà, avec la coloration noirâtre également constante, les caractères partout décrits.

Mais il en est d'autres moins constants qui ne laissent de présenter encore leur intérêt.

Les veines sont parfois dilatées irrégulièrement, comme « ectasiées ». Certaines portions sont amincies, puis brusquement une énorme dilatation. « On a l'impression de sang liquide interrompu par des caillots. »

Ailleurs on voit nettement un point rétréci, jaunâtre, comme un caillot ayant subi la dégénérescence graisseuse. Là la veine paraît étroite, mais c'est une illusion : « la coloration grisâtre du tissu rétinien empiète sur la veine et cela dans l'étendue de la moitié de son diamètre. »

Ici ce sont « d'étroites traînées blanchâtres le long des ramifications veineuses, mais habituellement d'un seul côté et sur une faible étendue ».

En quelques points on aperçoit « une grande portion de veine transformée en extravasat étendu ». Dans un cas Angelucci remarque de violentes pulsations veineuses, qui d'ailleurs disparurent à l'examen suivant.

Cet état du système veineux rétinien peut se résumer ainsi : la thrombose de la veine centrale entraîne toujours une énorme stase sanguine qui se traduit par la distension et les tortuosités des veines ; quelquefois il se produit des thromboses partielles dans les rameaux périphériques, ce qui cause des irrégularités de distension ; le pouls veineux est passager et tout à fait exceptionnel.

4° **Papille et rétine troubles.** — La papille est toujours trouble ; ses contours sont effacés, ses limites absolument indistinctes, si bien qu'on ne reconnaît sa place qu'à la disposition des vaisseaux.

En dehors des nombreux cas d'hémorragie, la papille est tantôt d'un gris clair, vague, indécis, tantôt simplement pâle. Ce dernier aspect n'est autre qu'un début d'atrophie ; il s'accentue alors de plus en plus pour arriver à cette blancheur éclatante et miroitante de l'atrophie caractérisée. Cette couleur gris pâle se rencontre également sur toute la rétine qui est trouble, comme cela est noté dans toutes les observations. Cette coloration traduit l'état œdémateux de cette membrane, état qui n'est pas fait pour nous surprendre, puisque toute thrombose veineuse en général se traduit par de l'œdème des parties dont la veine atteinte recueille le sang.

La macula n'échappe point à cet œdème, et même il est plus précoce et plus accentué que partout ailleurs, fait dû à l'habitus circulatoire tout spécial de cette région. Dans le cas de Knapp, alors que la rétine avait repris son aspect normal, seule la macula conservait indélébile une teinte blanchâtre.

Nous ne pouvons pas affirmer que la macula soit constamment le siège d'une hémorragie ; puisque dans plusieurs observations nous n'en trouvons pas l'indication. Mais nous ne pouvons nous empêcher de le penser, car d'une part dans des cas où il n'y avait pas d'hémorragies en apparence, seule la macula présentait de petits points hémorragiques distincts, d'autre part dans notre cas personnel les hémorragies papillaires étaient si petites, qu'à tout autre examen que l'image droite, elles seraient passées inaperçues. En tout cas, on peut affirmer que souvent la macula est atteinte, et qu'elle présente quelquefois des hémorragies.

5° **Papille non saillante.** — Ce signe, pour négatif qu'il soit, nous paraît avoir une grande importance diagnostique. Il permet en effet de séparer certaines trhomboses de la veine centrale de la série des stases papillaires, de la papille en bouton, la Stauung's Papille des Allemands.

Dans nombre de nos observations, en effet, l'ophtalmologiste à première vue avait certainement pensé à une stase papillaire, mais il abandonne de suite cette idée et note expressément que la papille est de niveau avec la rétine.

On s'explique facilement cette absence de saillie. La veine centrale de la rétine recueille seulement le sang de la rétine et nullement celui des autres membranes de l'œil. Qu'elle soit thrombosée la rétine s'œdématie légèrement, mais non pas la charpente même de la papille. Pour que cet œdème papillaire se produise il faut un étranglement de la papille par suite d'inflammation, ou mieux encore par suite de l'hydropisie ventriculaire qui accompagne nombre d'affections intracrâniennes.

Nous allons maintenant étudier avec attention un symptôme inconstant, mais très fréquent, les *hémorragies*.

Nous rappelons que Michel les considérait comme un signe capital et nécessaire, si bien que sa description en trois degrés de la thrombose de la veine centrale est presque entièrement fondée sur le plus ou moins d'intensité des hémorragies.

Dans le *premier degré* qui correspond à l'oblitération complète de la veine centrale la papille et la rétine sur une étendue de 1^{cm} à 1^{cm} 1/2 sont recouvertes et complètement voilées par une large nappe hémorragique diffuse, qui ne permet pas non plus de voir aucune trace de vaisseaux aussi bien artères que veines. Au milieu de cette tache on voit des stries sanglantes plus foncées qui suivent les fibres nerveuses. (Cette striation n'a d'ailleurs rien de particulier à la thrombose de la veine centrale ; on la trouve en effet dans toutes les hémorragies papillaires un peu abondantes ; elle est due à l'infiltration qui se produit entre les fibres nerveuses.)

En dehors de la papille, mais toujours dans cette zone centrale hémorragique se détachent de petits extravasats sanguins plus foncé de forme, largeur et épaisseur variables.

La macula est de bonne heure blanchâtre, et présente une tache rouge centrale.

Dans le *second degré* qui correspondrait à l'oblitération incomplète par un thrombus de la veine centrale, il n'y a plus de large tache sanguine diffuse et l'on suit les vaisseaux jusque sur la papille. Ce sont seulement les bords de la papille qui sont couverts par des extravasats en forme de larges stries, assez confluents pour ne plus laisser que quelques petits espaces libres. Ces extravasats striés s'étendent sur un espace qui correspond tout à fait à la zone hémorragique diffuse du second degré. L'hémorragie a été seulement moins abondante, et les foyers sanguins sont restés isolés au lieu de se réunir comme dans la forme précédente.

On voit encore quelques très petites hémorragies sur la papille même, et à la périphérie çà et là d'autres taches sanguines plus ou moins volumineuses, raides ou ovales.

Dans le *troisième degré* qui équivaudrait à une très minime lésion de la veine, mais que Michel admet parce qu'il y a égale répartition des lésions dans toutes les ramifications veineuses, il n'y aurait plus que quelques très faibles hémorragies sur la papille et sur ses bords ; à la périphérie quelques extravasats très petits, arrondis, disposés irrégulièrement.

La papille est trouble, ses contours effacés ; la macula ne présente pas d'altérations apparentes.

Nous ferons remarquer, avant d'aller plus loin, que Michel n'a établi ces trois degrés que sur l'examen clinique.

En effet il n'a pratiqué qu'un seul examen anatomique qui correspondait à son premier. Les deux autres degrés étaient simplement hypothétiques. Cependant nous devons constater que le cas de Wagenmann est la confirmation anatomique du second degré que prévoyait Michel d'après les seules données cliniques. Quant au troisième degré, jusqu'à nouvel ordre, tout en reconnaissant qu'il est aussi logique que possible, n'oublions pas qu'il n'est basé que sur l'examen ophtalmoscopique.

Angelucci dans trois de ses observations n'a vu

aucune hémorragie; dans un seul cas (où précisément l'examen anatomique n'a pu être fait) il apparut tardivement quelques petites hémorragies périphériques.

Dans toutes les autres observatioss en note des hémorragies.

Bien que plusieurs fois les auteurs indiquent la macula comme normale, nous avons déjà développé plus haut les raisons qui nous faisaient croire à des altérations difficilement visibles à l'ophtalmoscope. Il faut y regarder de fort près, et si l'on nous permet de citer notre propre observation ce n'est qu'à un minutieux examen à l'image droite que nous avons vu la macula voilée, comme œdémateuse, et plus tard criblée de petits points blanchâtres très serrés, dessinant une étoile, mais indistincts en raison même de leur rapprochement.

On peut donc admettre que dans la grande majorité des faits la macula présente des altérations, soit le fond blanc, sur lequel se détache une tache sanguine, décrit par Michel dans ses 1er et 2e degrés, soit une tache uniformément rouge cerise comme l'indique Angelucci, soit enfin de minuscules petits points hémorragiques comme nous l'avais observé.

En somme les hémorragies rétiniennes sont une conséquence très fréquente de la thrombose de veine centrale (13 fois sur 16 cas). Elles présentent un caractère assez spécial et qui mérite d'attirer notre attention. Ces hémorragies sont presque exclusivement péripapillaires. Sans doute dans les degrés ultimes on en trouve bien périphériquement, mais alors elles n'ont jamais l'importance des hémorragies papillaires; d'autre part il est nombre de faits où les hémorragies sont restées exclusivement centrales (abstraction faite de la macula véritable point faible de la rétine). Certes il est nombre d'affections qui n'ont rien à voir avec la thrombose de la veine centrale où il paraît y avoir une certaine prédominance des hémorragies au niveau de la papille, mais jamais ce caractère n'est aussi marqué que dans la thrombose de la veine centrale. Toutes nos observations sont unanimes : hémorragies papillaires, bords de la papille voilés par des hémorragies, large tache sanguine centrale, caillot sanguin voilant la moitié de la papille (Knapp) etc. Ce fait s'explique très aisément. C'est en effet la portion de la veine qui précède immédiatement le thrombus qui est soumise à la plus forte pression sanguine ; il n'y a rien d'étonnant que ce soit là que se produisent les premières et les plus abondantes hémorragies.

Comment maintenant pouvons-nous interpréter ces cas d'Angelucci, où il y avait thrombose constatée anatomiquement, sans hémorragie. Tout simplement parce que les malades d'Angelucci étaient de jeunes gens, à vaisseaux résistants, tandis que les sujets de Michel sont des vieillards artério-scléreux dont les veines à parois fragiles ne peuvent résister à l'énorme pression qui se produit en amont de la thrombose. Cela est si net que si les parois de la veine sont lésées par le fait d'une infection aiguë (cas de Knapp chez un enfant mort de méningite cérébro-spinale) les hémorragies se produisent en abondance malgré le jeune âge. C'est le cas de rappeler l'aphorisme célèbre : « on a l'âge de ses artères », et de ses veines, ajouterons-nous.

Formes. — De cette étude nous paraît ressortir une division très nette de la thrombose de la veine centrale en trois formes.

1° *Forme des artério-scléreux, forme décrite par Michel.*

Cette forme survient seulement chez les vieillards (de 51 à 81 ans dans le cas de Michel) fortement artério-scléreux, présentant le plus souvent de l'emphysème pulmonaire et des lésions cardiaques.

Outre les signes cardinaux de toute thrombose de la veine centrale, elle présente comme caractéristiques :

a. *Cécité incomplète, susceptible d'amélioration.*

b. *Hémorragies généralement très abondantes, très accusées sur la papille et diminuant progressivement à la périphérie.*

2° *Forme phlébitique et périphlébitique, forme infectieuse, décrite par Angelucci.*

Ces cas se rencontrent seulement chez des jeunes gens (de 20 à 26 ans), ayant subi l'atteinte d'une maladie infectieuse (rhumatisme articulaire aigu, pneumonie, etc.).

Outre les symptômes essentiels de toute thrumbose de la veine centrale, elle présente comme caractéristiques :

a) *Cécité complète d'emblée et irrémédiable.*

b) *Aucune hémorragie rétinienne.*

3° *Formes mixtes.* — Nous rangerons sous cette dénomination les quelques cas de notre description qui présentent à la fois des signes de l'une et l'autre de nos deux formes précédentes ; ces faits où chez de jeunes sujets se trouvent des hémorragies (cas de Knapp, de

Wenibaum), notre observation personnelle où chez une chlorotique de 20 ans nous avons constaté des hémorragies et une cécité incomplète, qui s'est ultérieurement améliorée.

Nous ne nous dissimulons pas que comme toute division, la nôtre est purement théorique ; nous avons exposé plus haut les raisons pour lesquelles nous comprenons que suivant les cas, l'hémorragie se produira ou non, sans que, cela échange en rien la nature de la maladie ; mais nous croyons que ces formes constituent un cadre commode, et qu'elles ont le mérite de montrer que la thrombose de la veine centrale, unité anatomique, peut cliniquement revêtir divers aspects dont l'ophtalmologiste doit se souvenir.

Marche. Durée. Terminaisons. — Parmi les treize observations que nous reproduisons dans notre travail, trois seulement de Michel n'ont pas été suivies. Dans les dix autres, il y a eu cinq morts plus ou moins rapides, les autres malades ont été revus au bout de trois mois au moins, cinq ans au plus.

Dans les cas où il y a eu hémorragies chez les artério-scléreux, la marche varie suivant le degré de la thrombose. Ou bien la thrombose reste complète, il y a organisation du caillot avec occlusion totale de la lumière veineuse, ou bien le thrombus se désagrège en partie, ou bien la lumière est complètement libre, le thrombus a complètement disparu.

Au cours d'une thrombose totale, la tache sanguine diffuse subit une résorption plus ou moins rapide ; les hémorragies périphériques se rapetissent et sont entourées par une zone grisâtre. Le reflet rétinien est plus marqué qu'auparavant. La coloration rouge de la macula s'efface, ainsi que les traînées grisâtres situées autour des ramifications veineuses. Les veines et les artères deviennent visibles jusque sur la papille ; l'amélioration paraît manifeste.

Mais bientôt le malade revient et accuse une nouvelle diminution de la vision. A l'examen on constate de nouveaux extravasats sanguins, les artères disparaissent de nouveau, les veines sont encore plus dilatées : il y a récidive. Les récidives se répètent successivement; la vision disparaît presque complètement.

Au deuxième degré de Michel apparaissent également des récidives analogues. Mais peu à peu les hémorragies se fragmentent, prennent une coloration jaune ou blanchâtre. A la longue, il se produit une atrophie plus ou moins marquée de la papille. La rétine prend un aspect plissé assez spécial.

Dans le troisième degré de Michel, il se produirait, d'après cet auteur, un retour ad *integrum* de la vision. Malgré tout, le trouble de la circulation bien que passager laisserait toujours une trace, et longtemps après on verrait encore les artères minces et étroites, les veines dilatées et sombres (1).

En somme il se fait des alternatives d'amélioration et de récidives hémorragiques, et, sauf dans le 3e degré de

(1) Le 3e degré de Michel est fondé sur des observations qu'il n'a pas publiées. Nous ne faisons donc que le signaler.

Michel, on aboutit à l'atrophie papillaire et aux troubles cristalliniens tantôt diffus, tantôt sous forme d'opacités localisées.

Dans nos observations il a fallu environ deux mois au minimum, quatre au maximum pour aboutir à l'atrophie papillaire. L'observation de Knapp est certainement la plus curieuse au point de vue de la marche. Au premier examen ophtalmoscopique on ne voyait que d'énormes veines et d'hémorragies ; pas trace d'artères ni de papille. Au second on aperçoit quelques artérioles très minces, la papille est toujours effacée. Au troisième les veines et les artères commencent à diminuer, la papille reparaît. Au quatrième, trois mois après le début de l'affection, il y a une atrophie papillaire absolue, de même qu'une atrophie très remarquable de tous les vaisseaux sauf deux (une branche artérielle et une branche veineuse) ; les vaisseaux ne sont plus que des cordons blanchâtres (voir fig. 4).

Michel dans son article insistait sur l'absence d'hypertension oculaire, qui ne s'était jamais produite, même au bout de deux ans.

Depuis les observations de Weinbaum, et de Wagenmann ont prouvé que l'on pouvait trouver la thrombose de la veine centrale dans des glaucomes hémorragiques. Nous avons rapporté la discussion de Weinbaum (voir Obs. page 48) pour savoir si c'est la thrombose ou le glaucome qui sont secondaires. Nous n'y reviendrons pas, mais nous nous contentons de signaler la possibilité du glaucome dans le cours de la thrombose veineuse. Nous ajouterons que M. le Dr Rochar-Duvignaud nous à dit avoir examiné, au point de vue qui nous préocupe, environ 35 yeux glaucomateux, la plupart non hémorragiques il est vrai, et n'avoir pas une seule fois retrouvé la thrombose de la veine centrale.

Nous résumons ainsi la terminaison de cette affection : la thrombose de la veine centrale aboutit quelquefois au glaucome hémorragique (2 cas sur 16), plus souvent à l'atrophie papillaire avec une cécité absolue, ou vision fortement affaiblie $\left(\frac{1}{5}, \frac{1}{8}, \text{doigts à 80 centimètres, à 20 centimètres}\right)$ (4 cas sur 16) ; fréquemment enfin la mort survient du fait de l'affection générale qui a entraîné la thrombose (5 cas sur 16).

Pronostic. — Nous considérerons le pronostic pour chacune des formes artério-scléreuses et infectieuses.

Dans la *forme des vieillards*, abstraction faite du troisième degré de Michel, le pronostic est très mauvais pour la vision ; mais comme l'affection est presque toujours unilatérale, le malade n'en souffre pas trop.

Au contraire, quant à la vie, la thrombose de la veine centrale est habituellement un signe pronostique des plus fâcheux.

Le malade de Michel succombe au bout de deux ans ; la mort survient quelques semaines après la thrombose du second œil atteint ; le malade III d'Angelucci meurt deux jours après sa thrombose.

Dans la *forme infectieuse* généralisée le pronostic quant à la vie est encore plus fâcheux. Les malades I et II d'Angelucci sont emportés deux mois après leur thrombose ; l'enfant dont Raudolph raconte l'histoire succombe huit jours après sa thrombose. Nous avons vu d'ailleurs qu'il fallait, pour engendrer la thrombose de la veine centrale, une infection très accentuée telle que rhumatisme suraigu, méningite cérébro-spinale, etc.

Diagnostic. — Le diagnostic, en dehors de quelques cas exceptionnels d'altérations généralisées des vaisseaux rétiniens, cas que nous étudierons avec grand soin, n'est pas très difficile. Cependant on ne peut le baser sur un seul symptôme mais sur l'ensemble des signes que nous avons longuement développés.

L'œdème de la papille fera éliminer d'emblée la *Stauung's Papille*. Nous avons vu que dans la thrombose de la veine centrale il n'y a jamais de tuméfaction de la papille. D'ailleurs dans la papille de stase l'acuité visuelle est longtemps normale, avec seulement des obscurcissements passagers.

Dans la *névrite optique* la papille est également saillante, *le trouble de la vision ne débute pas brusquement* ; ce n'est que peu à peu que s'affaiblit l'acuité visuelle ; enfin il y a le plus souvent des causes toutes spéciales (syphilis, etc).

Nous devons nous arrêter un instant sur les *neuro-papillites de la chlorose* (1). Bannister rapporte un cas intéressant de neuro-papillite chez une chlorotique de 21 ans ; on avait d'abord pensé à une tumeur cérébrale en raison d'une céphale persistante. L'affection bilatéralée mais beaucoup plus marquée sur l'œil gauche évolua en deux

---

(1) Bannister. *Journal of Nervous and Mental diseases*, 1898. Papillo-rétinite chez les chlorotiques, p. 875.

mois, et se termina par une guérison complète. La vision était redevenue tout à fait normale sous l'influence du traitement anti-anémique (fer et arsenic). Les détails manquent dans cette observation, mais la névrite avec tuméfaction et trouble de la papille n'y paraît pas douteuse.

A propos de ce fait Bannister rappelle un travail de Praël (chlorose et amaurose Leipzig 1840 *Monatsschrift für med. Augenh.*) puis un mémoire revient de Schweinitz (Philadelphia polyclin. 1896 n° 50). Ce dernier dans son travail sur la névrite optique monoculaire parlerait de la fréquence assez grande de ces cas dans la chlorose.

Bannister rapporte enfin deux faits qui lui ont été communiqués par le Dr Westcott. Une jeune chlorotique de 27 ans présenta de la papillite nette avec hyperémie générale de la rétine, exsudat maculaire ; la vision était de $\frac{2}{3}$. Cinq mois plus tard la vision était toujours de $\frac{2}{3}$ mais la papillite et l'hyperémie rétinienne avaient disparu. Il n'y avait pas d'atrophie marquée. Seuls les bords de la papille restaient un peu troubles. Le Dr Westcott dit avoir observé un 2e cas analogue, mais il n'en donne pas le détail.

Hugh Patrick (1) rapporte dans le même journal que Bannister un fait très intéressant, en ce sens que nous pouvons le rapprocher de notre cas à certains points de vue. Le voici :

---

(1) *Journal of Nervous and Mental diseases*, cité.

Miss B..., domestique, 21 ans.

Envoyée comme présentant des symptômes de tumeur cérébrale.

Diplégie homonyme par paralysie du droit externe de l'œil droit.

Attaques transitoires de cécité et de vertiges.

Engorgement papillaire double avec quelques hémorragies rétiniennes. Vision à deux tiers sur les deux yeux. Champs visuels très rétrécis.

Rien de particulier dans antécédents de famille, sauf que la mère est morte d'un cancer du sein.

Personnellement diphtérie à l'âge de 6 ans. Anémique depuis quelques années.

Présente tous les symptômes des anémiques. Souffle veineux du cou, murmure doux à la base du cœur, hémoglobine diminuée de moitié à l'examen du sang, etc.

On exclut le diagnostic de tumeur cérébrale.

On institue le traitement antianémique. L'amélioration du fond de l'œil fut très rapide. Les papilles redevinrent nettes, le champ visuel s'élargit.

Trois mois après la diplégie était guérie, les papilles normales, les hémorragies entièrement disparues. $V = \frac{1}{2}$ des deux yeux.

Plus tard on revoit la malade. On trouve sur la papille gauche un soupçon d'atrophie commençante. Les artères paraissent étroites. V = 1 avec 0,50 cylind.

Une semaine après, le long des vaisseaux du fond de l'œil droit on note des traces blanchâtres qui sont les restes de la stase papillaire antérieure. L'évidence de cet état est accentuée par l'aspect légèrement tortueux des vaisseaux.

Les champs visuels sont un peu diminués.

Voilà la seule observation qui se rapproche de la nôtre par les hémorragies, par l'évolution rapide, par le début d'atrophie papillaire. Mais elle s'en éloigne par la tuméfaction papillaire, par la restitution complète de la vision. Nous pensons donc qu'il s'agit là d'une stase papillaire et non pas d'une thrombose veineuse.

Il serait à souhaiter que de nouvelles observations vinssent s'ajouter à celles que nous venons de citer, pour établir que dans la chlorose on observe, pour des raisons encore hypothétiques, tantôt et le plus souvent des papillites avec stase, tantôt une thrombose véritable de la veine centrale.

L'embolie de l'artère centrale a certainement été souvent diagnostiquée autrefois à la place de la thrombose de la veine centrale. Et cependant cette affection, qui d'ailleurs n'est peut-être pas aussi nette et aussi fréquente qu'on veut bien le dire, présente des signes bien différents. Les veines et les artères sont minces. On observe sur la macula une tache rouge non hémorragique mais simple reflet de choroïde sous-jacente. Il n'y a pas d'hémorragies rétiniennes ; l'atrophie papillaire est très rapide.

L'épanchement sanguin dans le nerf optique est certainement extrêmement rare, et s'il n'y avait pas un fait de Leber où l'on a trouvé au microscope un épanchement sanguin dans les gaines du nerf optique, on pourrait presque le nier.

On peut affirmer en tous cas que la grande majorité des faits de cet ordre doit rentrer dans le cadre ou de la thrombose de la veine centrale, ou de lésions vasculaires généralisées du fond de l'œil (voir page 104 les deux observations de Wagenmann).

Il n'y a d'ailleurs pas de type clinique de cette affection.

Les rétinites albuminurique et diabétique ont le plus souvent des symptômes spéciaux. Les plaques blanches péripapillaires, la couronne de stries maculaires blanchâtres, les hémorragies disséminées sont le plus souvent caractéristiques de la rétinite brightique, et diffèrent bien nettement de la thrombose de la veine centrale. Dans le diabète les hémorragies sont petites, disséminées un peu partout, la rétine transparente, la papille indemne.

Enfin le renseignement fourni que l'analyse des urines trancherait, s'il le fallait, toute discussion.

Nous arrivons enfin aux *Lésions vasculaires généralisées du fond de l'œil* et nous voulons y insister, car d'une part il s'agit là de faits peu connus, d'autre part nous nous trouvons en présence d'observations dont le tableau clinique est presque identique à celui de la thrombose veineuse.

Voici donc in-extenso une observation de Wagenmann particulièrement intéressante puisque l'examen anatamo-pathologique a été minutieusement fait :

Observation XIV (Wagenmann)

Homme, 42 ans.

24 *avril* 1890. — Le malade vient nous consulter et raconte que depuis huit jours sa vue a fortement diminué de l'œil droit.

État général. — Satisfaisant.

Le cœur ne présente pas de lésions bien nettes. Sa matité est normale. Le premier bruit est comme doublé à la pointe, le second bruit légèrement renforcé à la base.

Urines normales.

Examen ophtalmoscopique. — OD = Forte distension et allongement des veines rétiniennes avec de larges stries troubles près de la papille.

Pas d'hémorragies.

Champ visuel normal.

Les jours suivants la vision baissa de plus en plus.

Examen ophtalmoscopique. -- OD = Papille rouge, non œdématiée, bords confus, veines très dilatées et allongées. Artères étroites. Nombreuses taches blanches près de la papille réunies en partie et formant une sorte de réseau avec des extravasats sanguins striés.

Les altérations s'étendent jusqu'au voisinage de la papille et diminuent vers l'équateur.

V = Compte les doigts entre 1 et 2 mètres avec + 4 D.

Champ visuel normal.

Le jaune, le bleu, le rouge sont bien reconnus, le vert paraît gris.

OG = Normal.

Traitement. — Salicylate de soude. Ventouses Heurteloup.

25 *août.* — Iritis de l'œil droit avec adhérences du bord pupillaire.

Les synéchies postérieures cédèrent à l'atropine, mais on fut obligé de la cesser par suite d'une tendance manifeste à une augmentation de tension oculaire.

4 *septembre.* — Le malade revient parce qu'il souffre beaucoup de l'œil droit.

OD = Moyennement injecté. Iris fortement coloré, vascularisé superficiellement. La cornée présente un léger trouble diffus, et une petite infiltration profonde en haut et en dedans.

La pupille est très dilatée, régulièrement ronde.

Pression augmentée.

A l'ophtalmoscope, pas d'image nette.

V = reconnaît en dehors dans une très petite zone excentrique les mouvements de la main.

OG = Normal.

Urines normales.

Traitement. — Compresses chaudes. 3 grammes de salicylate de soude par jour. On instille de l'ésérine qui fait disparaître les douleurs et rétrécit la pupille.

11 *sept.* — État stationnaire.

25 *sept.* — L'état s'est aggravé ; malgré l'ésérine les douleurs ont redoublé de violence ; on pratique l'énucléation.

Examen microscopique. — *Le nerf optique* présente un commencement d'atrophie des fibres nerveuses, avec prolifération conjonctive.

Le tissu conjonctif de la gaine est épaissi et son endothélium prolifère. On voit des traces d'hémorragies.

L'artère centrale présente une légère sclérose de sa paroi et une multiplication de son endothélium assez considérable pour avoir notablement diminué la lumière.

La veine centrale est épaissie dans toutes ses couches ; en outre sur la membrane interne épaissie se voient d'épaisses trainées de leucocytes. La paroi et la gaine périveineuse sont fortement infiltrées de cellules lymphatiques. Cette infiltration augmente surtout du côté de l'œil ; la veine est entourée là d'un épais manchon de leucocytes. *Nulle part il n'y a thrombose dans le tronc de la veine.*

La rétine présente des infiltrations hémorragiques, des vacuoles, dans le tissu de soutien hypertrophié. Elle est dégénérée par places et les cônes et les bâtonnets sont détruits.

Les vaisseaux de la rétine présentent partout des altérations marquées surtout près de la papille. On trouve des vaisseaux complètement obstrués par prolifération endothéliale ou par du tissu conjonctif jaune. Les veines et les artères sont également atteintes. Autour des vaisseaux rétrécis et dont les parois sont le siège de proliférations inflammatoires, on voit les gaines remplies de leucocytes. Sur certains points on note de la dégénérescence hyaline. Du côté de l'équateur, surtout au voisinage des grosses hémorragies on voit des vaisseaux fortement dilatés. La portion la plus antérieure de la rétine et la partie ciliaire sont en dégénérescence cystoïde.

Le pigment épithélial de la rétine a disparu au niveau du foyer choroïdien.

La choroïde est épaissie, hyperémiée dans sa portion correspondant aux points de dégénérescence de la rétine.

Non loin de la papille se remarque une ectasie marquée des veines choroïdiennes qui prennent des allures variqueuses.

Le cristallin est intact.

On voit quelques traînées sanguines dans le corps vitré épaissi.

L'iris est épaissi, son endothélium proliféré ; ses vaisseaux sclérosés et en dégénérescence hyaline.

La cornée est infiltrée — l'angle de la chambre antérieure soudé circulairement par du tissu cellulaire intermédiaire.

« Ce cas, conclut Wagenmann, montre que pour une cause inconnue une inflammation unilatérale diffuse, peut-être microbienne, peut atteindre le système vasculaire de la rétine et aboutir à de nombreuses hémorragies rétiniennes soit par suite des altérations des parois, soit par suite de thromboses multiples artérielles et veineuses, sans que pour cela il y ait thrombose de la veine centrale. La même lésion peut atteindre en masse les vaisseaux choroïdiens, donner lieu à des phénomènes inflammatoires, sans produire d'hémorragies. »

Nous avons donc là un aspect clinique semblable à celui de la thrombose. Remarquons simplement que le début n'a pas été brusque, mais que la vue a diminué peu à peu en huit jours. Au contraire, dans la thrombose veineuse, l'acuité baisse instantanément.

Nous comprenons d'ailleurs fort bien que des altérations aussi multiples des vaisseaux rétiniens produisent à peu près les mêmes signes que la thrombose de la veine centrale. Les conséquences de la thrombose ressortent, en définitive, du trouble de la pression sanguine et des altérations pariétales.

Qu'il y ait ou bien une oblitération de la veine centrale qui résume toutes les branches périphériques, ou une oblitération de ces branches elles-mêmes, le résultat est à peu près le même. C'est ainsi qu'un rétrécissement de la trachée donne tout aussi bien de la dyspnée qu'un rétrécissement inflammatoire passager des bronches.

En présence d'un cas comme celui de Wagenmann, on pourra évidemment, à part la notion de brusquerie de l'affaiblissement visuel, diagnostiquer une thrombose de la veine centrale, mais nous arrivons là à un état anatomique si voisin que véritablement cette cause d'erreur nous semble tout à fait insignifiante.

Avant de terminer ce chapitre, nous tenons à esquisser en quelques mots une hypothèse que nous avons entendu développer à M. le Dr Rochon-Duvigneaud :

On examine fréquemment dans les cliniques des vieillards qui se plaignent d'une brusque diminution de la vue ; à l'ophtalmoscope, on ne voit d'abord que de la congestion des veines autour de la papille. Mais, si l'on se donne la peine de chercher à l'image droite, on trouve presque toujours de petites hémorragies minuscules.

En second lieu, quand, chez des vieillards, des artério-scléreux, on trouve de grosses hémorragies rétiniennes, *elles touchent toujours les veines.*

Ces deux faits prouvent l'importance de la gêne de la circulation veineuse dans les hémorragies rétiniennes des vieillards, et l'on peut se demander si les altérations veineuses ne primeraient pas les lésions artérielles dans la pathogénie de ces hémorragies. Rappelons que Rählman, dans un important travail sur l'artério-sclérose oculaire, a *constamment* trouvé des lésions veineuses du fond de l'œil chez les artério-scléreux.

Si cette hypothèse : les hémorragies rétiniennes des vieillards ressortent le plus souvent de lésions veineuses, se vérifiait, cela élargirait singulièrement le champ de la thrombose de la veine centrale. Ces hémorragies seraient dues en partie à un léger degré de thrombose, à ce troisième degré décrit par Michel, qui en aurait observé cliniquement trois cas.

Traitement. — Nous serons très bref sur ce point. Jamais le traitement oculaire n'a produit de résultats. Michel a essayé sans succès des injections sous-cutanées de sulfate de strychnine (1 milligramme deux fois par semaine).

Il faut surtout s'attacher à traiter l'état général artério-sclérose, infections, etc.

On pourra essayer, mais sans y compter beaucoup, la médication destinée à dissoudre les thrombus et à les faire se résorber. Dans ce but, Legroux (1887), a préconisé le bicarbonate de soude. Plus tard, Ball et Schutzenberger conseillèrent aussi la méthode alcaline comme devant favoriser la formation de corps gras et aider la transformation de la fibrine en graisse. Richardson pensait que l'administration prolongée d'ammoniaque pouvait avoir une influence favorable sur la dissolution du caillot.

On aidera plus utilement à la résorption du thrombus par le repos de l'organe et de l'individu.

On s'abstiendra d'instillations d'atropine qui augmente la tension oculaire, et l'on se rappellera la possibilité de glaucome hémorragique.

RÉSUMÉ

1° La thrombose de la veine centrale a aujourd'hui son histoire anatomique et clinique bien nette ; elle doit donc prendre place en pathologie oculaire à côté de l'embolie de l'artère centrale ;

2° Elle se rencontre, soit chez des artério-scléreux âgés, soit à la suite d'infections graves chez des jeunes gens. On l'a signalée dans la chlorose ;

3° Elle se présente sous deux aspects cliniques différents :

a. — Forme des artério-scléreux caractérisée par des hémorragies spéciales ;

b. — Forme infectieuse avec :

1° Infection localisée ;

2° Infection généralisée.

4° Elle aboutit soit à une cécité incurable, soit à un affaiblissement considérable de la vision. Les cas de retour *ad integrum* sont exceptionnels.

5° Le diagnostic fondé sur l'ensemble des signes est généralement facile. Il est cependant quelques cas exceptionnels d'altérations diffuses des vaisseaux rétiniens, qui simulent la thrombose de la veine centrale.

6° Le traitement ne peut agir que sur l'état général; localement il n'existe pas.

BIBLIOGRAPHIE

MICHEL. — Die spontane thrombose der Vena Centralis. *Arch. für Ophtalm.*, vol. 24, fasc. 2, 1878.

WEINBAUM. — Ein fall von glaucoma hemorr. mit thrombose der Vena Centralis. (Un cas de glaucome hémorragique avec thrombose de la veine centrale.) *Arch. für Ophtalm.*, vol. 38, fasc. 3, 1892.

WAGENMANN. — Anatom. untersuchen über einseit Retinit. hemorr. (Recherches anatomiques sur la rétinite hémorragique unilatérale.) *Arch. für Opht.*, vol. 38, fasc. 3, 1892.

KNAPP (de New-York). — Erblindung in Folge von thrombose der Retinalyefässe bei Erysipelas faciei. (Thrombose des vaisseaux rétiniens à la suite d'érysipèle de la face.) *Arch. für Augenheilkunde*, t. XIV, 1885.

RANDOLPH. — Eye symptom of cerebro-spinal meningites. (Symptômes oculaires de la méningite cérébro-spinale.) *Ophtalmie Review*, 1893, t. XII, p. 376.

BANNISTER. — Chlorosis and retinopapillitis. *Journal of Nervous and Ment. Diseases*, décembre 1898.

ROMBERG. — *Wien. med. Wochensch.*, n°s 8-9-10-11, 1897. Signes oculaires de la chlorose.

DIEBALLA. — *Deutsche med. Wochensch.*, p. 445, 1896. Signes oculaires de la chlorose.

DE WECKER. — Traité d'ophtalmologie, 1889, t. IV, p. 74.

PANAS. — Traité des maladies des yeux, 1894, t. I, p

Fuchs. — Manuel d'ophtalmologie (traduction française), 1897, p. 476.

Koenig. — Artério-sclérose oculaire. *Thèse,* Paris, 1889-90.

Lancial. — *Thèse,* Paris, 1887-1888. De la thrombose des sinus de la dure-mère.

Bouchut. — *Gazette des hôp.,* 1879. Thrombose des sinus de la dure-mère.

Proby. — *Thèse,* Lyon, juillet 1889. De la thrombose veineuse chez les chlorotiques.

Vaquez. — *Thèse,* Paris, 1890. De la thrombose spontanée.

Traité de médecine Charcot-Bouchard, 1893, t. V. Œttinger : Thrombose et embolie.

Manuel de médecine, 1894, t. II. Jeanselme : Thrombose et embolie.

Congrès de médecine de Nancy, août 1896. Pathogénie des coagulations sanguines intra-vasculaires. Rapports de Mayet et de Vaquez.

Demange. — Pathogénie de la chlorose. *Thèse,* Nancy, 1898.

Huchard. — Traité clinique des maladies du cœur et des vaisseaux, 1893, p. 91 et 92.

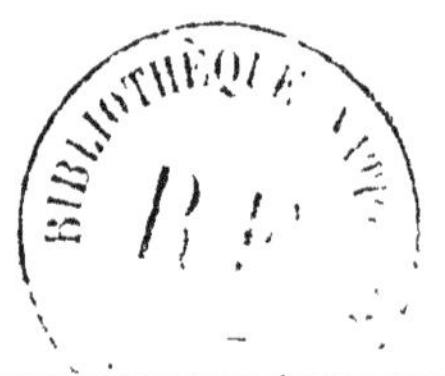

CHARTRES. — IMPRIMERIE DURAND, RUE FULBERT.

www.ingramcontent.com/pod-product-compliance
Ingram Content Group UK Ltd.
Pitfield, Milton Keynes, MK11 3LW, UK
UKHW020329180726
13839UKWH00002B/606